沖縄のマザーテレサ
安田未知子著

沖縄ハーブ健康法

病気のデパートだった私がみつけた病に負けない生き方

WAVE出版

沖縄ハーブ健康法

はじめに

「未知子先生は、どうしてそんなにお元気なんですか？」

今年で八四歳になる今でも、毎日飛び回っている私を見た人たちから、よくこう聞かれます。

おかげさまで今ではこうして元気に暮らしていますが、じつは私には、病気で人生が真っ暗になるくらいの時期がありました。最初は原因がわからず〝不明熱〟と診断（のちにリウマチ熱）された二七歳から五七歳までの三〇年間、私の体はまさに〝病気のデパート〟でした。

二〇代から三〇代はリウマチを患い、一日に相当な量の薬が必要とされる状態にまで悪化したこともあります。

四〇代は膵臓、脾臓、胃、心臓など、内臓の機能障害をたびたび引き起こし、がんの宣告も受けました。ストレスによってほとんど何も見えないくらいにまで視力を失ったり、失語症になったりしたこともあります。

そのたびに「もうダメかもしれない」と弱気になり、思うようにならないいらだちから、神様に悪態をついてみたり、誰のことも信じられなくなって、ふさぎ込んだこともありました。

体が壊れてどん底のような日々を送りましたが、今、心からありがたいと思うのは、それを乗り越え、ごく普通の日常と、それをかなえてくれる健康な体を得られたことです。

睡眠時間は3時間と短いながらも、朝は2時間、全国の悩みを抱える人からの電話相談を受けることもでき、また私が苑長をつとめる老人福祉介護施設「いずみ苑」の運営、そして多くのボランティア活動……。

健康であるだけでなく、人のお役に立てることの幸せ。病と闘い続けてきた私は、そのありがたさを強く実感しています。

私は人生の節目節目で、両親の言葉に支えられてきました。二人の言葉は、その後の私の心の持ち方に、とても大きな刺激を与えてくれました。

「病院は調べる所。
医者は調べる人。
治すのは自分自身なんだよ。」

父は歯医者でしたが、私たち家族にはいつも決まって、こう言っていました。

「ていねな食生活は、健康の基本」

これは琉球宮廷料理の講師をしていた母が、沖縄のハーブや薬草や食べ物が自分の体にどう効くのかを、症状と照らし合わせて研究し、日常の食に取り入れることが大切であると教えてくれたものです。

母は、私の壊れた体を「食」を中心に解決する道筋をつけてくれました。

「食は人なり」と言います。母が料理をつくるとき、横で手伝う私に教えてくれた大事な言葉です。母は、どんなに忙しいときでも、家族の食事は肝心《チムグクル》（まごころ）こめてつくってくれました。おかげで私たち兄弟姉妹六人は、心身共に健康に育ちました。

病床にあった私にも、沖縄のハーブや薬草を研究していろいろなスープをつくってくれ、おかげで三〇年もかかえてきたいくつもの病を克服できました。「おふくろの味」というだけでなく、健康になれる食事のつくり方を学べました。

そして母は、多くの人の健康を願って料理研究会をつくり、身近にある食材を使って生活改善運動を始めました。多くの方から、おいしかった、体調がよくなったという声を聞きました。

そういった食に対する姿勢や料理法を学べたからこそ、私は母を引き継ぐように、体の状態に合った食事のとり方を研究するようになれました。

父に、そして母に感謝しています。

たくさんの人たちが私を健康へと導いてくれたように、私もみなさんのお役に立てることを願って、自分の体験をお話させていただきたいと思います。本書が少しでもお役に立てたら、こんなにうれしいことはありません。

2015年3月

安田末知子

第1章
病気の連鎖が始まった

第2章

沖縄ハーブとの出会い

第3章

沖縄料理と母の味

第4章

元気をつくる生活習慣

第5章

前を向く生き方

装丁　加藤愛子（オフィスキントン）
執筆協力　市田愛子
写真　亀谷光
料理　武藤聡子
DTP　つむらともこ

第1章

病気の連鎖が始まった

二〇代でリウマチを発症

はじまりは正体不明の高熱

私の体に異変が起きたのは、二七歳のときでした。原因不明の高熱にうなされ、体中に電気が流れるような痛みが走りました。言葉では言い表せないほどの痛みでしたが、病院で診てもらっても正体不明の〝不明熱〟と言われ、原因がわからないまま時間だけが過ぎていきました。

体中が焼け付くように熱いので、少しでも冷えたところに身を置きたいと、畳をおこして床の上に寝て、子どもたちが坂道をかついで汲んできてくれた井戸水をおでこに何度もかけてもらい、体を冷やしました。それでも四〇度の熱が半年もの間、下がることなく、ずっと床に伏せて、うなされ続けました。

戦後、教師をしていた私ですが、教壇に立つこともできず、体を起こすことさえできない日々です。とにかく症状が治まるのを待つしかありませんでした。

半年ほど学校を休み、復帰して数日たったころの授業中、全身に衝撃が走り、そのまま気を失って倒れてしまいました。

その間、日本脳炎を疑われたこともありましたが、「リウマチ」による発熱であると診断されたのは、一年後のこと。二八歳になっていました。

リウマチは、関節やその周辺の骨、腱、筋肉などが炎症を起こし、激しく痛む病気です。免疫の異常で、よく手足の関節が腫れてきます。悪化すると、骨が壊れて関節が動かせなくなり、炎症は目や肺など全身に広がることさえあります。

骨の中の細い血管が詰まって血液が流れなくなるからか、ものすごく痛いのです。夜になると血液がさらに淀むのか、痛みが増します。指の先まで痛いのですが、かゆみもあるので、血が出るまでかきむしっていました。

具合が悪かったためいくつもの病院にかかり、医師に処方された薬の量は一日二錠が四錠に、四錠が八錠に……と、どんどん増えて、数年後には尋常ではない量を服用するまでになってしまいました。

当時の私は「完治するなら」と、藁にもすがる思いでしたから、どんな副作用があるのか医師の説明があっても気にも止めず、一〇年もの間、大量の薬を毎日毎日飲んでいたのです。そんな暮らしを続けていたら、体重は一時三四キロにまで落ち、痩せこけていきました。

八カ月間の寝たきり生活

このリウマチの発症は、その後、長く続く私の〝病と寄り添う人生〟の入り口でした。

きっと病気にも好む環境というものがあるのでしょう。私の体と心の環境が悪かったからか、ひとたび病気になったら、次々と連鎖してあちこちが悪くなっていったのです。実際、リウマチに続いて、肝臓、腎臓、脾臓、胃と次々に内蔵を患い、生死の境を何度もさまよいました。原因ははっきりとはわかりませんが、八カ月もの間、床に伏せっていたこともあります。

夢の中で見た美しい三途の川にかかる赤い欄干は、とても長く、そのはるか向こうに、先に逝った祖父母がいて、こちらには来るなと手をはらうのです。そのような臨死体験とも思えることもありました。

何も手につかず、食事さえままならなかったので、廃人同然です。その間、入退院の繰り返しで、働き盛りの私にとっては動けないことこそがつらい日々でした。

「何もいりません。欲しいのは健康な体だけなんです……」と何度も神様にお願いしましたが、なかなか叶えてはもらえません。

少し起き上がれるようになると、いても立ってもいられなくて、すぐに仕事に復帰しました。

教壇に立ち、生徒と向き合うのがうれしくて、「ずっとこのまま、この穏やかな時間が続きますように」と祈っても、また新たな病魔が襲ってきます。

八カ月間の失明

ある日のことです。急に目が見えなくなったことがありました。視界がどんど

ん狭くなって、あたり一面がまっ暗になったのです。同僚の教師に、

「雨が降りそうですね」と言ったら、

「雨なんて降らないよ。君は少し疲れているんじゃないか？　今日は早く帰って寝なさい」といぶかしがられました。

　仕事に復帰できたうれしさから、少し無理をしていたのかもしれないと思い、その日は早めに帰って床につき、ぐっすりと吸い込まれるように眠りました。ところが翌朝目が覚めると、ますます見えなくなっていて、視界がすっかりぼやけています。人も建物も、まるでシルエットでしかわからないのです。

　目が見えなくなった私の恐怖は、すさまじいものでした。とくに最初の二週間は、怖くて怖くて、昼も夜も泣き明かして、眠れず、二カ月入院したこともあります。

しかし、しばらくして少し気持ちが落ち着いてくると、

「自分が元気にならなければ、かわいい五人の子どもや生徒たちはどうなるのだ。絶対に元気にならなくては」

と思うようになりました。

その間、メガネをいくつもつくり直し、あちこちの眼科医を試し、七つの病院で診てもらいました。

最後に、東京・虎の門病院の鈴木先生との出会いで、世界は大きく変わりました。先生は言うのです。

「あなたのは病気じゃないですよ。ストレスです。いつも楽しいことを考えて、イライラしないようにしなさい。そうしたら見えるようになりますよ」

それからは気持ちが落ち着くように、目が覚めたらすぐに太陽を拝み、座禅や瞑想をし、ハーブティーを飲み……と、いろいろなことをやりました。とにかく

見えるようになろうと、心身によさそうなことを見つけては試してみました。

なかでも、鈴木先生から教わった方法は効きました。墨で手のひらに黒い丸を書き、それを見ながら二〇数え、次に遠くの電柱を見てまた二〇数える。それを一日五回繰り返しました。

すると不思議なことに、先生の言うとおり、回を重ねるごとに、少しずつ見えるようになっていったのです。やはり、自分の心の中に希望の光を失っていたことが大きく影響していたのかもしれません。

病気は心をも蝕んでいく……そう思うと、心の持ちようが大切であることを、私は鈴木先生から学びました。

麦は踏まれても生きている

私はまだ生きられる

病気のせいなのか、長年の薬の影響かわかりませんが、私の手にはまだ三〇代なのに老斑が出ていました。左半身がしびれて、そちらの指が半分曲がっていたこともあります。爪も腐っていたので、それを隠すために洋服の袖を伸ばし、子どもたちに気づかれないようにしていました。

顔や腕には、ブツブツや吹き出物がたくさん出ていました。シミもひどかった。顔はどす黒く、目の下にはイボのようなものができていました。

子どもたちとお風呂に入ったときなど、

「ママの手は銀河鉄道みたいだね」

と言いながら、シミやイボを無邪気になぞっていました。私は切なく、悲しい気持ちでいっぱいでした。

今でもリウマチの後遺症で、指は少し曲がったままですが、それを伸ばす意味もあって好きな指輪をはめているので、患った跡に気づく人はいません。しかしやはり女性ですから、病気で外見が変わっていくのはとても悲しいことでした。

体から毒が出ていく

病気を抱えながらも、一筋の光もありました。シミやブツブツなど、見た目にはつらい状態でしたが、

「あなたのシミやブツブツは、毒が体から出ようとしているからなんだよ」

と励ましてくれる医師・故加藤林四郎先生との出会いです。先生はとくに食育活動で有名で、ひと月のうち二〇日を講演会で回っているほどの忙しさでした。

加藤先生自身も、

「僕は医者だけど、胃がんになってしまってね。恥ずかしいけれど」

とおっしゃいます。でも、自分で治して九四歳まで生きた方です。

「自分の体は自分で治すんだよ」

という先生の言葉が、強烈に残っています。

先生は長年の食生活が災いしたとおっしゃっていましたが、五九歳のときに胃潰瘍と十二指腸潰瘍で開腹手術を受け、胃は五分の四ほど切り取られ、一年後には皮膚がんになり、担当医師からは「長くて二〜三年」と宣告されてしまいました。

頭をよぎるのは、いつも「死」だったそうです。「自分はもう死ぬんだ……」

と思っていたときに麦畑を見たといいます。元気な麦が足で踏まれている。でも麦は丈夫で、元気で生きている。「あんなに踏まれても生きている」と驚き、その姿に自分を重ねたのでしょう。

以後、麦の成長因子と黒大豆の成分を研究し、食事をあらためて、心身ともに健康を完全に取り戻したそうです。

父親に連れて行かれた加藤先生の講演会で、私は直接言われました。

「あなたのシミやイボ、老斑は、体の中にたまった悪いものが、いろいろなところから出ようとしているのです。逆に、出ないことほど恐ろしいものはないのですよ。結核の人の顔はきれいだけど、毒が体にたまっていてつらい。でも、あなたはその悪いものが表面に出てきている。あなたの場合は、出たからよかった」

つらく恥ずかしいだけのブツブツには、大きな希望が宿っていたのです。

薬を土の中に埋めた

ふり返ると、医師である父は、私の幼いころからよく言っていました。

「病気は自分で治すもの。医者は治せんよ」

加藤先生も同じことを私に教えてくれたのです。まずは自分の暮らし、心の持ち方を変えなくては……。めざすは、病気が寄り付かない体づくり、心づくりです。

私は一〇年にわたり、大量の薬を飲み続けてきましたが、これを機会に家に残っていた薬は全部、庭に埋めてしまいました。薬だけに頼る日々はもう終わりにしよう。病気を自分で治してみよう、と決意し、薬を土に埋めたこの日は、長いトンネルから、ようやく出られたような気分でした。

ただ、それまで大量に飲んでいたものを飲まなくなるのですから、体の反動もきつく、当時は心臓も悪くなっていましたので、ニトログリセリンの入った瓶をいつも首から提げていないと、不安で仕方がありませんでした。漢方に頼ったこともあれば、あまりの痛みに耐えきれず、モルヒネを打ってもらったこともあります。大量の薬をやめたことは、それくらい大変なことでした。

加藤先生もこうおっしゃっていました。

「あなたは薬を使っているので、太陽にあたってはいけないよ。皮膚からしみ出た薬の成分が、太陽の光にあたって皮膚がんを起こすかもしれないから」

沖縄では、暖かくなったら大人も子どもも、海で泳ぐのは当たり前のことでしたが、そういうことで私は一緒には泳がず、陽が沈んだ夜に泳ぐようにしていました。正直な気持ちとしては、シミやイボ、吹き出物がたくさん出た体で、子どもたちと泳ぐことには抵抗があったのですが、少しでも泳ぐことで弱っていた足腰を丈夫にしたい、と夜の海に一人向かっていました。

生かされている私の命

がんの疑いがある！

気持ちを新たにして病気と付き合っていた私ですが、肝臓にがんの疑いがあると宣告をされたときは驚きました。当時の沖縄では、今のようにがんという病気は一般的ではありませんでしたから、父に尋ねました。

「がんって、なんね？　どういう病気？　どうしたら治るの？」

「私はがんになったこともないし、まわりにがんの人もいないから、わからない。

でも、病気は自分で治すもの。島にはそのやんめ（病）を克服した人もいる。おじい、おばあに聞いたら、きっと何かヒントをくれるはずだよ。わからないことは、体験した人に聞きなさい」。

私は島中を駆けずり回って、元気に暮らすおじい、おばあたちの話を聞きました。

精神的なこと、食生活や栄養のこと、免疫力を高めるさまざまな生活習慣……。おじい、おばあに共通していたのは、沖縄に自生している薬草を取り入れたり、食事を見直したりすることによって、自分の体をとても大切にしているということでした。

考えてみたら、当たり前のことですよね。でも、私はいつも自分のことは二の次で、無理ばかりしていました。自分の体と向き合うこともなかったですし、どちらかといえば酷使して、痛めつけるばかりでした。病気は私の体が私自身に「少し休ませて。もっと大切にして」と訴えるサインだったのかもしれないと気づかされたのです。

私の人生はここからです。父の教え、加藤先生の教え、沖縄のおじい、おばぁの教え、そしてこの後に出合うことになるハーブの薬効……。がんの疑いの宣告を受けてからは、気持ちをあらため、新たな一歩を踏み出しました。

「ちむじゅらさ」の教え

これまでの私は、健康が脅かされると、心までささくれ立っていました。父の言葉に、「心の窓は顔、顔の心《しん》は目」という教えがあります。鏡に映る自分の目はうつろで、心もとげとげしくなっていました。

だから私は、どんなに具合が悪くても、

・泣き言をこぼさないこと

・人に嫌な顔をしないこと
・きちんと身ぎれいな格好をすること

にしました。沖縄の言葉に「ちむじゅらさ」（肝清らさ）というのがあります。心をいつも清らかにしていることという意味です。私はそれが病を遠ざけることの一つになると信じることにしたのです。

そもそも私は、先の戦争の生き残りです。生かされた命を考えると、泣き言など言っていられません。

私が病を克服し、八三歳の今も元気に活動している話をするには、どうしても、生い立ちや戦争体験のことに触れずにはいられません。少し長くなりますが、聞いていただけますか。

東京で生まれた私が、両親の故郷である沖縄へ移住したのは八歳のときです。太平洋戦争の末期に、ひめゆり学徒隊（通称ひめゆり部隊）で知られる県立第一高等女学校（以下、一高女）に入学しました。

あるとき、校長室に呼ばれた私は、沖縄戦を指揮した牛島満中将（自決後、大将）から一高女への伝令役を命じられました。

なぜ私が選ばれたのか、その理由はわかりませんが、断ることはできません。それどころか、私自身が軍国主義下で行われていた戦時教育を徹底的に叩き込まれていましたから、これは当然の義務と受け止め、誇りを持って任務をまっとうする覚悟で臨みました。

しかし、戦況は急激に悪化し、米軍による連日の集中砲火によって、数えきれないほどの命が失われていきました。

昨日も今日も明日も、否応なしに向き合わなければならない誰かの死、そんな日常に身を置いていると、何が正しくて何が間違っているのかさえ、わからなくなってしまう……。それが戦争の恐ろしさです。

それでも戦争に勝つことを信じて疑わなかった私は、校長先生の命令で、本土の高等師範学校に疎開していた四二人のお姉さまたちに手紙を書きました。

「尊敬するお姉さま方が国賊と呼ばれるのが耐えられません。どうか沖縄に戻ってきて、戦争に参加してください」

私の書いた手紙に応じて沖縄に戻り、ひめゆり学徒隊に入った四〇人の命は、はかなく奪われてしまいました。

お姉さまたちのことは、今日まで一日たりとも忘れたことはなく、毎日祈りを捧げています。「私があのとき、あの手紙を出さなければ」という自責の念は拭い去ることができません。

ほどなくして、日本は戦争に負けました。収容所で終戦の知らせを聞いたときは信じられなくて、しばらく呆然としていたのを覚えています。

この悲惨な戦争体験こそ、私が「命の尊さ」「健康のありがたさ」を語る原点です。志半ばで戦地に散っていった人たちの分まで、強く生き抜くことを心に誓わずにいられないのです。

教師として再出発

ひめゆり学徒隊のお姉さまたちの多くは、教師志望でした。私がその夢を引き継いで、といいたいところですが、戦争教育を植え付けられ、その洗脳とも言える恐ろしさを知っていた私は、「決して教師にはなるまい」と思っていました。

でも当時は、今のように仕事を自由に選べるような状況にはなく、生きるために外国語学校で学び、一七歳で英語教官になりました。

二二歳で生涯の同志となる安田政登と結婚。五人の子宝に恵まれ、女性として、母として、ささやかな幸せをかみしめられる居場所を見つけることができました。

とはいえ、教師としてはまだまだ半人前です。懸命に教え子たちに向き合いました。戦後の沖縄では無国籍の子、名前すらない子など、厳しい境遇の子どもたちがたくさんいて、私なりに何ができるのかを、いつも模索していました。

そのうちに、勉強だけでなく生活の面倒もみるようになった子もいました。結局、全部で四三人の子を、自宅や借りた部屋で世話をし、私費をはたいて進学させました。

あるとき、進学を望む女生徒を引き取ろうとすると、就職の稼ぎをあてにしていた親族が猛反発。見返りに、その子が高校、大学を卒業するまで見込み月収の九割を求められ、支払ったこともあります。

そんな私の姿勢を誰よりも理解し応援してくれたのは、ほかでもない夫です。

困窮する生活の中で続けた子どもたちの世話に対して、

「肝心《ちむぐくる》（まごころ）があれば必ず伝わるから」

と励まし続けてくれたのです。

どんなに不遇な環境にあろうとも、子どもたちに未来をあきらめてほしくない、その一心でした。

「貧しいのによその子を預かったりして、バカがすることだ」と陰口をたたく人もいました。そういう人たちの存在が子どもたちに災いを及ぼすかもしれないと思うと、絶対に見過ごすことはできません。

実際、子どもたちの無邪気さややさしさに触れて、私の戦争の傷を癒やすことができましたし、「自分がやらなくて、誰がやる」という使命感が、生きる原動力になっていたことは確かです。

第2章
沖縄ハーブとの出会い

沖縄はハーブの宝庫

ハーブと出会った

リウマチの症状に苦しみ、すっかり心が折れていた当時の私は、医師、病院、薬にすがる以外に、自分では何もしていませんでした。でも父や母の教え、加藤先生との出会いに力を得、そして幼子や生徒のためにも、

「病気に受け身だった今までの自分ではいけない、私なりに病に立ち向かう方法を見出さなければ」

と覚悟が決まりました。

私とハーブとの出合いは四〇代のころです。ある日、弟から、

「ヨーロッパではハーブ療法というのがあってね、ずいぶん昔から病気の治療に使われていたんだよ」

と教えてもらったのです。

今思えば、いくつもの病気を抱え込んで、身も心も疲れきっていた私を哀れに思ったのかもしれません。実際に、ハーブを置いている店にも連れて行ってもらいました。そこに足を一歩踏み入れた瞬間、すばらしい香りに包まれて時がたつのを忘れ、心地よく感じたのを覚えています。

ヨーロッパでは、さまざまなハーブが民間療法として伝承されてきました。その中には、すぐれた薬理効果が認められ、医薬品として認可を受けているものも少なくありません。

私たちの暮らしの身近なところでは、火傷をしたときにアロエの液をつけるとか、風邪の予防にショウガ湯を飲むことや、鰹節の汁にショウガ、梅干しを入れて飲むとよいという〝おばあちゃんの知恵〟もあります。

最近、日本でもよく知られるようになったカモミールやエキナセアといったハーブは、欧米では古くから風邪を予防するお茶（ハーブティー）として親しまれているものです。

薬草で体をつくる

沖縄では料理をつくるときに、ハーブを一～二種類入れるのが一般的です。出汁をとるように、肉料理には何々、魚料理には何々と、それぞれに適したハーブを入れて、エキスを取ります。それくらい日常的に使われています。

冬になると気温が下がり、全国的にハーブの栽培は難しくなるのですが、沖縄では季節を問わず、一年中すてきなハーブを収穫できます。強い陽光が降り注ぐ島で育ったハーブは、風味、味わいともに格別です。

最近はその価値の高さが認められ、ハーブ園や無農薬栽培の農家が注目され始めています。また、沖縄ではハーブティーやハーブ料理を提供するお店がずいぶん増えました。

三〇代、四〇代と病気に苦しめられ、まともに食べることもかなわず、痩せこけていく私を見て、母がなんとか栄養をとらせるためにと、つくってくれたスープには、精神を落ちつかせて、イライラを解消する効果のあるクワンソウや発熱や胃潰瘍、心臓病の民間療法に使われてきたニガナ、「一杯食べれば寿命が延びる」、別名「長命草」といわれ、リウマチや神経痛に効くサクナなどのハーブエキスが、たっぷり含まれていました。

時間をかけて煎じることで、薬草に含まれる栄養エキスが染み出てきます。最初のころ、私はその上澄みをほんの少し口にするのが精一杯でしたが、栄養成分が凝縮された濃厚なスープのおかげで、なんとか命をつないでいたのです。

後で紹介しますように、私は料理が好きでいろいろな料理にハーブを入れます。ハーブを乾燥させてお茶にしたり、とってきたものをいったん冷凍しておいて、使う分だけ出して使っています。おじやにしたり、沖縄のジューシー（炊き込みごはん）にハーブを少し入れたりして、毎日食べるようにしています。

沖縄の人にとっては、代々薬草は「体づくりの手だて」であり、自然の薬だったので、母も自然にその伝統にならっていたのでしょう。薬は病院や薬局でもらうものではなく、自分の身のまわりで手に入れるものだったのです。ハーブ療法は即効性が期待できるものではありませんが、時間をかけて、ゆっくりゆっくり体の免疫力や治癒力を高めていくための有効な方法のひとつなのです。

琉球のハーブパワー

ハーブは沖縄の人にとってはとても身近な存在です。ここでは、沖縄で長い間親しまれている沖縄ハーブについて、いくつか紹介したいと思います。

最近、全国でよく知られるようになった「クミスクチン」は、昔から健腎茶として愛飲されてきました。沖縄ではウコン、グァバと並ぶ三大薬草茶と呼ばれるほど人気なものです。

「むくみ」「腎臓結石」「尿路結石」「腎臓炎」「関節炎・リウマチ」などを改善する効果があり、家庭で広く利用されています。

「フーチバー」は、本土でヨモギと呼んでいるものです。豊かな香りが特徴で、沖縄では古くから細かく刻んでジューシーに入れたり、肉汁や魚汁の臭み消しとして重宝されてきた野草です。

また沖縄そばにもよく合うので、薬味としても食されています。良質な米が手に入りにくかった時代には、米にヨモギを入れて餅をつき、フーチバームーチー（ヨモギ餅）にして食べるなど、身近に親しまれてきました。

その効能や栄養価の高さから、沖縄では万能の薬草として知られ、解熱、神経痛、リウマチ、胃腸病、高血圧、頭痛、咳、喘息、打ち身、冷え性などに作用するといわれています。

「クワンソウ」は、鮮やかなオレンジ色をしたロート型の花を咲かせます。沖縄では「クワンソウを食べると、よく眠れる」と伝えられ、ニーブイグサ（眠り草）とも呼ばれています。

庭に〝不眠治療薬〟クワンソウが植えられている家も少なくありません。私の病院の庭にも自生しています。花びらをてんぷらにしたものは、見た目の鮮やかさから、かつては沖縄宮廷料理としても使われていました。

眠れなくてつらいとき、元気が出ないとき、イライラしているとき、風邪を引いているとき、母は豚肉とクワンソウの葉や白茎を一緒に煮込んで食べさせてくれたものです。私は病状に合わせてそのスープを飲んでいました。

沖縄では今でも、葉は乾燥させてお茶とし、茎や花（つぼみを含む）は食材として、おひたしや味噌汁に利用されています。しゃきしゃきとした歯ごたえがあり、クセのないさっぱりとした味です。

「ウッチン」はインドから琉球王朝時代に伝わったショウガ科のハーブです。形がショウガにそっくりで、なかでも春に花が咲く「春ウコン」、秋に花が咲く

「秋ウコン」がありますが、この二つはまったく別の品種です。

春ウコンは、消化器系や循環器系の健康維持に有効、一方の秋ウコンは、肝機能を強くしてくれたり、活性酸素の中和に効果的といわれています。さらに秋ウコンは、クルクミンが豊富で、その含有量は春ウコンのなんと一〇倍以上です。

クルクミンは、肝臓の解毒機能を強化したり、胆汁の分泌を促進する作用があるため、肝機能を向上させる効果やコレステロール値を低下させる効果が期待されています。最近はアルツハイマーの予防にも効くということで、注目されています。根茎は春ウコンとほとんど変わりませんが、中身は濃い橙色で、苦味はほとんどありません。

私が世話をしている琉球薬草苑（138ページ参照）では、乾燥したウコンを薄くスライスして、お茶として楽しめるようにしています。スライスは、ごはんと一緒に炊き込んでも色がきれいですし、煮物に二〜三枚入れてもよく、私も活用しています。また、丸ごと食べられるように、粉末にしたものも提供しています。「ウイキョウ」は、「フェンネル」といったほうがわかりやすい方もいるかもしれませんね。沖縄の方言では「イーチョーバー」とも呼ばれています。「イーチョーバー」は「胃腸葉」のことで、整腸作用のある島野菜として使われてきました。消化酵素の分泌を促すので、消化促進、胃もたれの改善、腸に溜まったガスの排出など、お腹の調子を整えるやさしいハーブです。

イーチョーバーには、さわやかで甘い独特の香り成分があり、私たちは、そのまま天ぷらにしたり、生臭さを消すために魚汁に入れて使っています。また、風邪に効果があるので、おじややジューシーに混ぜて、体を元気にしています。

「ローゼル」は沖縄をはじめ世界の亜熱帯地方に育つ果実で、ミネラルや赤色色素、クエン酸などの植物酸を多く含み、疲労回復効果は抜群です。ローゼルのハーブティーは美しいルビー色で、さわやかな酸味が特徴です。見た目にも華やかなので、女性のお客さまがみえたときには、私もこのハーブティーを入れておもてなしすることがあります。

沖縄ハーブの代表格「月桃《げっとう》」は、笹の葉の形に似ています。沖縄ではどこにでも自生している、生命力の強いハーブです。防菌、防カビの成分が含まれていることから、沖縄では昔から月桃の葉で餅を包んで健康を願ったり（ムーチー）、種子を漢方などに用いてきました。

私は、葉を千切りにして防虫剤の代わりに、タンスに入れて使っています。

沖縄の野草

健康長寿の県として知られている沖縄では、戦前から伝統的に食されてきた地域固有の野菜や野草があります。栄養価が高く、いずれも体にいい健康食材です。県外でも、沖縄のアンテナショップや通販で手に入れることができます。機会があったら、ぜひ手に取ってみてください。ここでは私が大好きで、食べると必ず元気になれる野草を紹介します。

▼クワンソウ

沖縄では、昔からリラックス効果や、刻んで乾燥させたものを煎じて飲めば安眠効果があるといわれ、「眠り薬」として重宝されてきました。若芽や葉、根元のやわらかい部分は和え物、花は酢の物やてんぷらにして食されています。

▼サクナ

別名を長命草といいます。カロチン、ビタミンC、カルシウムを豊富に含み、山羊汁に入れたり煮込み料理などに使ます。昔から風邪や咳止めに食されてきました。根は煎じて飲みます。

▼ニガナ

海岸沿いの岩場や砂地に自生するキク科の植物で、栄養素が高く、風邪の予防に効く野菜です。その名のとおり、強い苦味が特徴で、ビタミンA・C、カルシウム、カリウムを豊富に含んでいます。

▼ハンダマ

沖縄では「血の葉」「不老長寿の葉」などといわれ、民間療法薬としてもよく

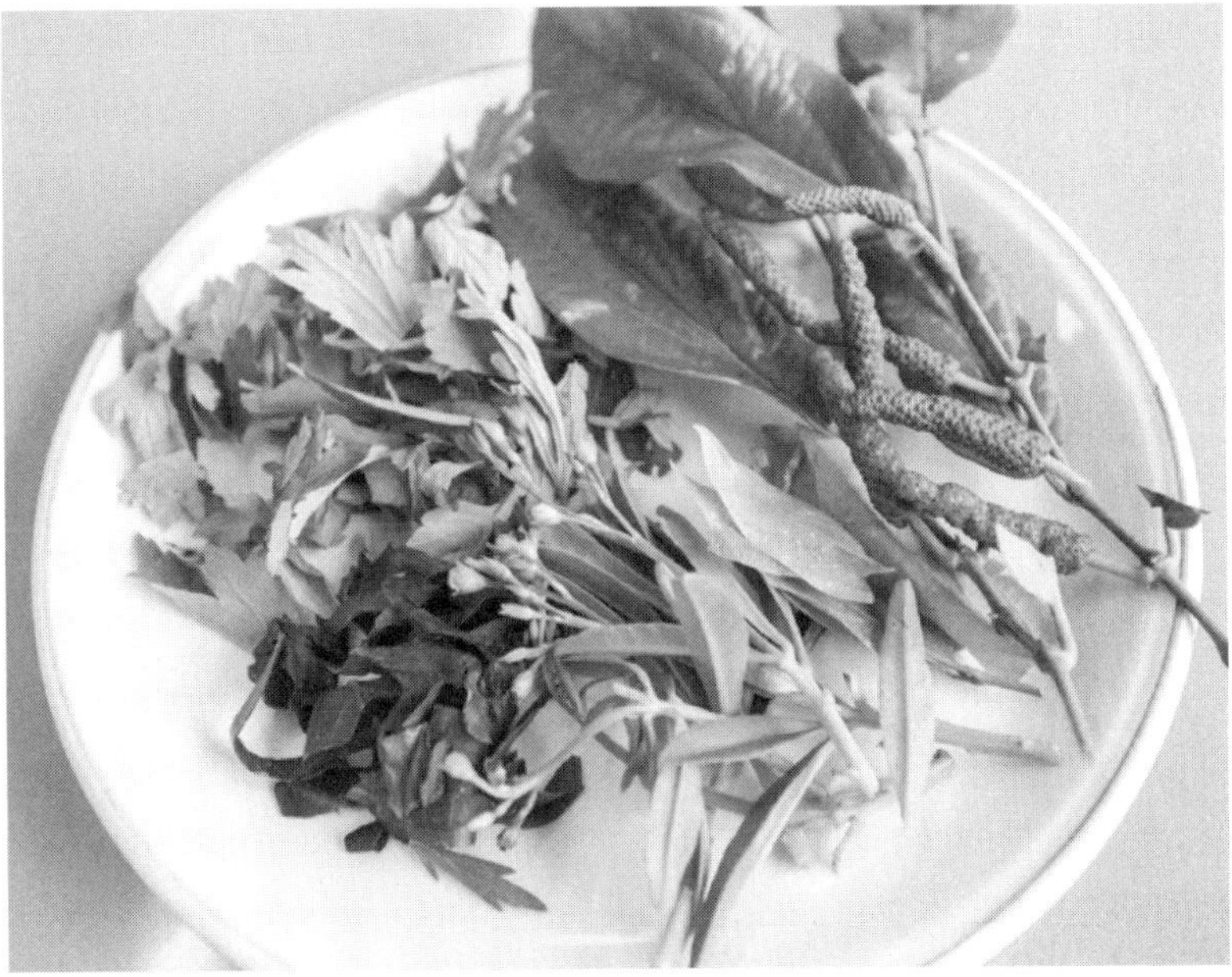

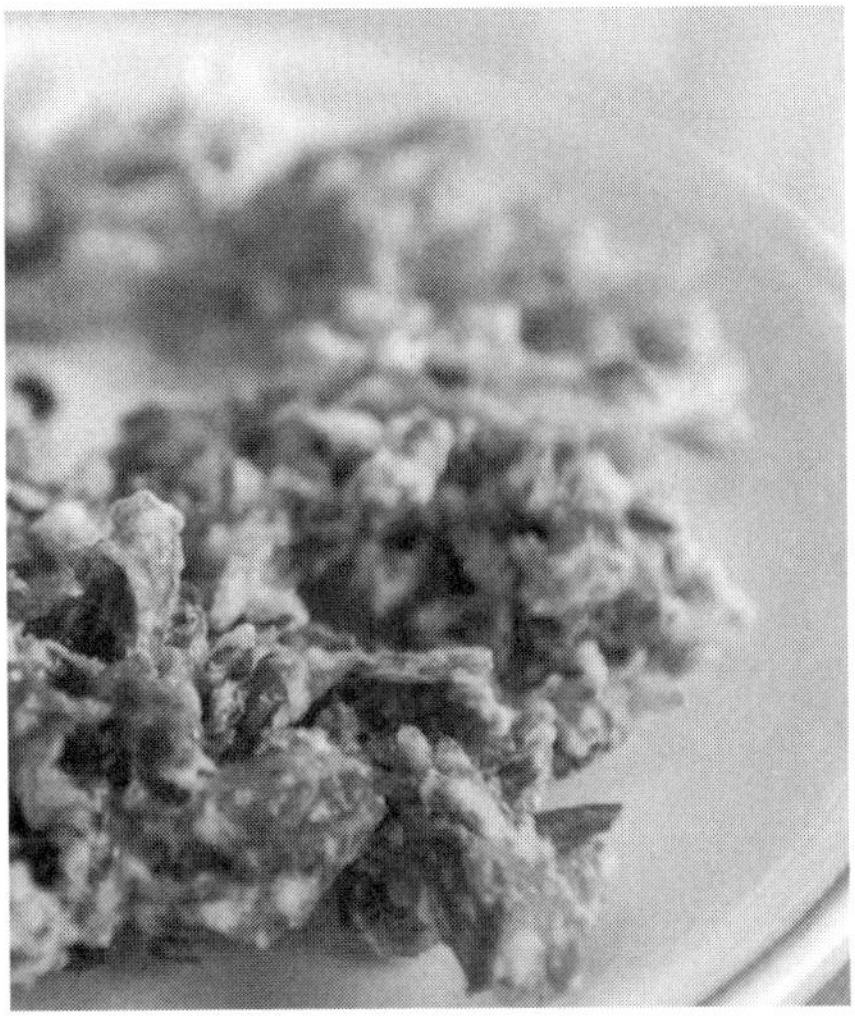

庭に自生する沖縄野草

苑内に自生している野草。フーチバー、ハンダマなど。水で溶いた小麦粉に塩を入れ、衣をつけて、天ぷらにして食べるとおいしい。

知られています。葉の表が緑色、裏が赤紫色で、加熱するとほんのり紫色になります。

ビタミンA・B2、鉄分のほか、葉の赤紫色にはポリフェノールが含まれ、抗酸化作用もあります。疲れが溜まっているときに葉や茎を煎じて飲んだり、煮て食べます。

▼フーチバー（ニシヨモギ）

ビタミンA、カルシウム、カリウム、鉄分を多く含み、独特のさわやかな香りが特徴です。沖縄では古くから、細かく刻んでジューシー（炊き込みごはん）に入れたり、肉汁や魚汁、山羊汁の臭み消しや薬味として食されています。

ハーブで体を整える

お茶として手軽に楽しむ

琉球薬草苑では、たくさんのハーブを栽培していますが、私はいつも気軽にハーブティーにして楽しんでいます。

「カモミール」は、私がお茶として飲むハーブの中で、いちばん好きなものです。琉球薬草苑では一つひとつ手摘みでていねいに収穫していきます。春から初夏にかけて、マーガレットに似たかわいらしい花を咲かせます。

鎮静、保温、発汗、抗炎の作用があり、ほかにも胃の粘膜を修復して丈夫にしてくれる効果があるので、消化機能を正常な状態に整えたいときに飲みます。

「レモングラス」はレモンのような香りで、抗菌・殺菌の作用があります。風邪の予防に効果的なので、私も風邪の引きはじめには、薬に頼らずハーブティーをよく飲みます。また、胃もたれや胸やけがするときに飲むと、胃の働きを助けて消化を促進してくれます。

「レモンバーム」も鎮静、健胃、強壮作用にすぐれたハーブです。さわやかな香りには、不安な気持ちや緊張をやわらげる効果があり、抗うつ作用もあるといわれています。

「ローズマリー」はハーブティーとして飲むと、血行の促進、心身の活力を高めるのに効果的です。体の疲れをやわらげたいときや、疲労回復を早めたいときにも役立ちます。また、抗菌作用や消化促進作用もあり、風邪やウイルス系の疾患、消化不良の改善にも有効とされています。

「ミント」類は、スッキリとした香りが特徴的で、フレッシュな生の葉でも、乾燥させた葉でも、お茶としておいしくいただけます。葉にそっと触れるだけで鮮やかに広がる香りは、さわやかな気分にしてくれます。

以上、紹介した五つのハーブは、ほんの一部です。ハーブティーに限らず、料理に用いる食用、香りに癒やされる芳香、そして薬用と、身近な存在でありながら効能は幅広く、まだまだたくさんの種類があります。

一九九八年に厚生省が「ハーブ類の取り扱いについて」という通達を出したことで、西洋ハーブの輸入規制が緩和されたことも、西洋ハーブが広まったきっかけです。

これによって、従来の東洋ハーブと相まって、ハーブのすぐれた作用が生活習慣病の予防や高齢化社会の対策として、ますます期待されるようになりました。

これは、長年ハーブの力を実感してきた私にとって、とてもうれしいことです。体の調子が悪いときなどに、身近にあるハーブをお茶や料理に取り入れることで、薬を多用しなくても体を整えることができます。私の場合は、体調に合わせて効能と注意事項を参考に、数種類をブレンドし、ハーブティーとして飲んでいます。

ひとつ注意していただきたいのは、ハーブの成分が、すべての面でオールマイティであると思ったら、大間違いだということです。育った環境によっても違いますし、種類の組み合わせによって変化が生じる可能性もあります。

使う人の症状の重さや、体質の個人差もあります。欧米では、ハーバリストといわれるハーブ専門の薬剤師がいて、患者の症状や体質などを考えて適切な処方をしているくらいです。自分の体に合ったハーブを上手に選ぶことが、毎日の健康づくりにつながります。

ハーブを通して自分と対話

病には、ストレスに起因するものが多いといいますから、リラックス効果の高いハーブは、きっと心強い存在になるはずです。

いちばん手軽に取り入れられるのはハーブティー、つまり野草茶、薬草茶です。ハーブの有効成分が体に吸収されやすく、香りが引き立つことで、鼻腔からもハーブの効果を実感することができます。私は摘みたてのフレッシュハーブを使うこともありますが、一般的なのは乾燥させたドライハーブです。

効能で選ぶのもいいですが、まずは「おいしい」「この香りが好き」と感じるものを選びます。一種類だけでなく、数種類のハーブをブレンドして、自分の好きな味を見つけるのもいいと思います。

好みはもちろん、その日の体調によっても「今日飲みたい」と思うハーブティーは違ってきます。「おいしくないな」と思いながら飲んで、ストレスになってしまっては本末転倒です。効能はあくまでも指標だと思って、おいしく飲むこと。それがハーブと長く付き合うコツです。

また、レモングラスやオレガノ、ローズマリーは、料理にも大活躍します。サラダや煮込み料理、スープなどに上手に活用すると、さらにおいしくなります。

私は、薬膳に近い効果がある「ヨモギ粥」（フーチバーをたっぷり入れたお粥）や、クワンソウの天ぷらなどをよく食べますし、72ページで紹介する栄養満点の母のスープにも、ハーブのエキスをたっぷり含ませています。

ハーブは私に、「自分の心と体に向き合うこと」の大切さを教えてくれました。

五感に働きかけるハーブのさまざまな効能は、ゆっくりと時間をかけて実感していくものです。

最初のうちは「以前より体の調子がいい」「気分がスッキリした」など、ちょっとした変化を感じる程度ですが、それが二カ月、三カ月と過ぎていくうちに、「気がついたら、だるさや不調を感じなくなっていた」と効果を実感するようになります。そして最終的には、体がリセットされ、いい状態で安定していく……そんなサイクルでしょうか。

ハーブを選ぶことは、自分の心と体の声を聞くこと。それを習慣にすると、疲れている部分やつらいと感じる部分が、なんとなくわかってくるはずです。

ハーブを通して、自分自身と向き合う時間をつくること。そして、そのすばらしい効能を細胞の一つひとつに届けるという気持ちを持つことで、私は健康な体をつくることができました。

「琉球薬草苑」のハーブ畑

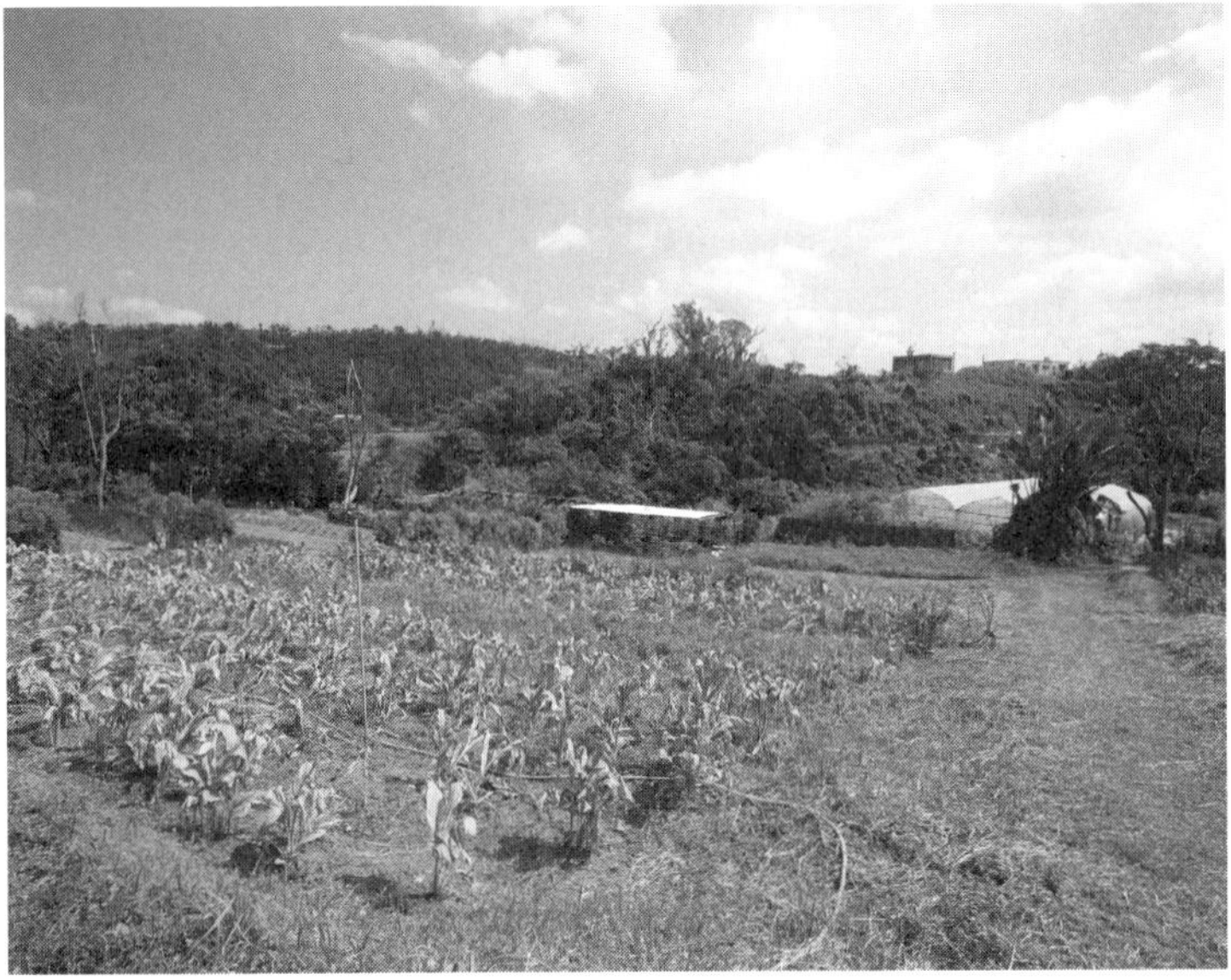

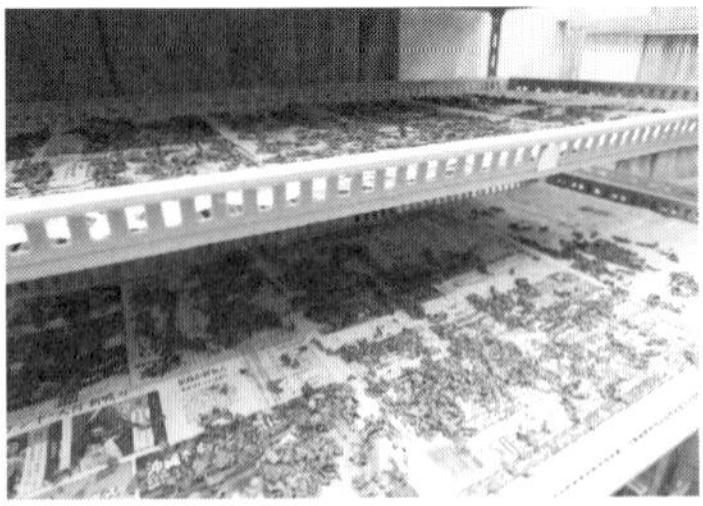

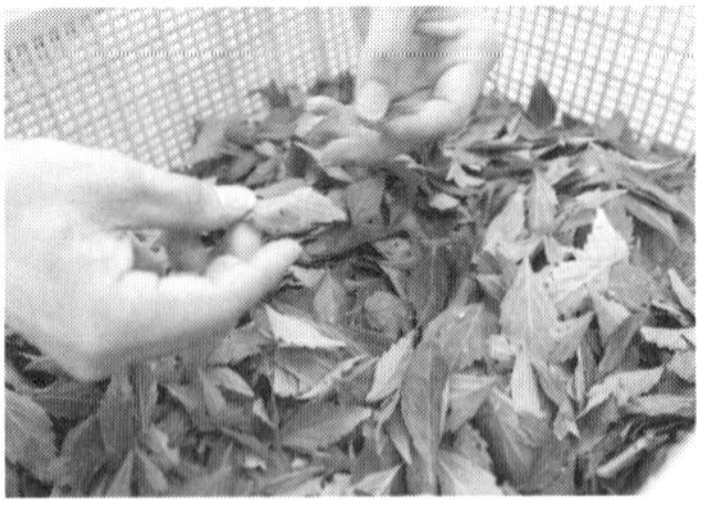

「いずみ苑」内にある「琉球薬草苑」のハーブ畑。農薬を使わず、自然に近い形で栽培されている。葉はすべて手摘みし、選別して乾燥させたものを商品化している。

季節のハーブ

レモンバーム

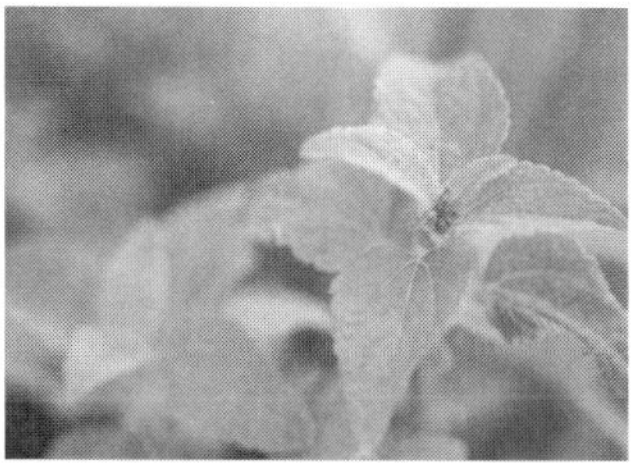

カモミール

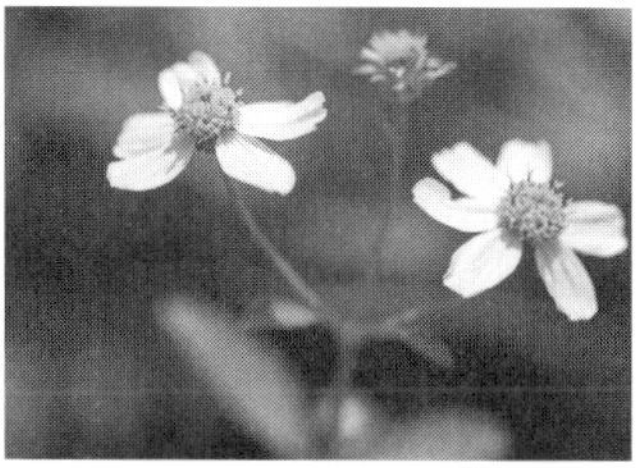

レモングラス

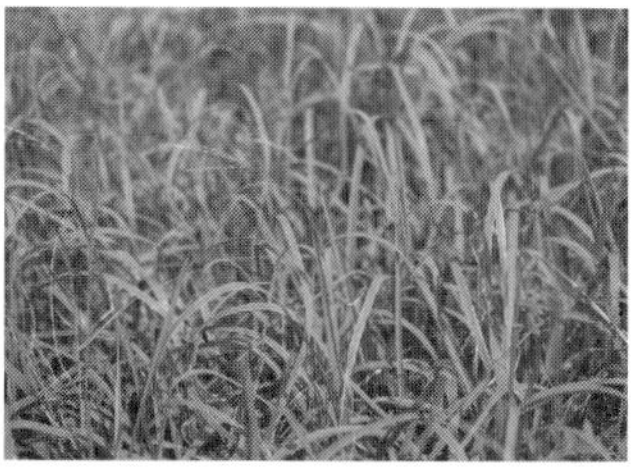

ルビーローゼル

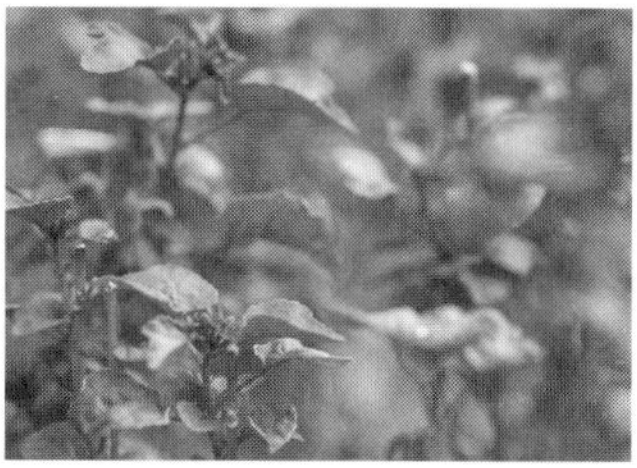

フーチバー

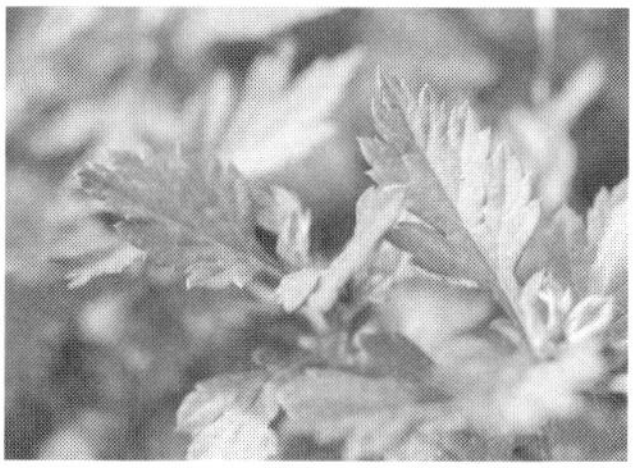

月桃

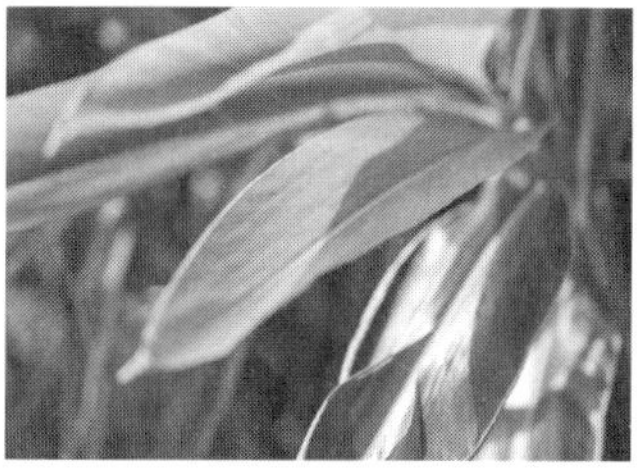

ウッチン

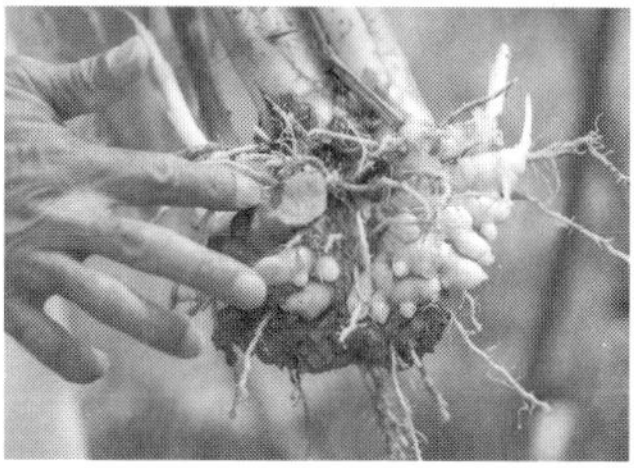

秋に咲いていたハーブの一部。沖縄の太陽の光をたくさん浴びて、香りも豊か。

第3章 沖縄料理と母の味

薬食同源

健康の基本は食生活にある

〝病気のデパート〟だったころの私は、食事がおいしいと感じることはほとんどありませんでした。

食べ物がまともに喉を通らないのですから、当然です。食べてもおいしくない、だから食べたくない……。今も病気と闘っている人の中には、そんな思いをしている人がいるはずです。でも、こうなると完全に悪循環です。健康な体など、つくれるはずがありません。

当時、私が飲んでいたリウマチの薬は、副作用がとても強く、ほかにもホルモン剤や心臓の薬など、たくさんの薬を飲んでいました。

薬をやめてみたものの、一年近くは体調がとても悪くて、入退院を繰り返していました。なんとか早く職場復帰を果たしたいという思いはありましたが、その術が見つからず、いらだちばかりが募っていたあのころのことを思うと、今でも胸が苦しくなります。

そんな私の葛藤をすべてわかってくれていたのは、母でした。薬をやめてからの禁断症状なのか、体はだるく気力も湧かない私を、なんとか元気づけようと、栄養たっぷりの料理をたくさんつくってくれました。でも、なかなか喉を通らず、母のスープ（72ページ参照）の上澄みだけを口にして、命をつないでいました。

沖縄の薬草や牛肉、昆布のエキスとうま味が凝縮されたこのスープは具材もいっぱいなので、残ったスープは家族がおいしくいただいていました。

思い出話になりますが、母が忙しいときは教え子の朋子が、母直伝のこのスープをこしらえて、家まで運んでくれるということもありました。また、美佐子が届けてくれる牛乳も待ち遠しかった。

父の友人である傷痍軍人が牛乳屋を始めたことがきっかけで、美佐子は中学校に登校する前に、あたたかい牛乳を抱えて、雨の日も風の日も、わが家に届けてくれました。

栄養満点のスープや牛乳はもちろんのこと、この二人の教え子の存在も、私に元気を与えてくれました。

そうして薬と決別し、栄養を考えた食事が少しずつ口に慣れてくると、体の調子が変わってきました。だるさもなくなり、体がスーッと軽くなっていくのを実感できました。

この経験から、健康を守るのは、医者や病院の前に自分自身であるということを、強く意識するようになりました。日常の食事こそが良薬なのです。

私の母は琉球料理の研究家でした。伝統的な郷土料理から、母が独自に考案した創作料理まで、どんなに貧しい時代も手間を惜しまず、いつも〝本物〟を食べさせてくれました。

沖縄では、食べ物のことを「クスイムン」とか「ヌチグスイ」といいます。これは「薬」とか「命の薬」といったような意味で、どちらも食事は病気を治すという意味につながっています。貧しい生活の中から生み出された母の味は、生活の知恵を取り入れたバランスのいい料理ばかりでした。

ここでは母の味を、ほんの少しですが、皆さんにご紹介します。

栄養エキスがギュッと詰まった

母特製「命のスープ」

［材料］（4人分）
牛肉（角切り）……300g
ニンニク……1片
すりおろしショウガ……小さじ1
大根……1/6本
サクナ・フーチバーなど葉野菜……1束
ニンジン……1本
だし汁……1と1/2カップ
ゴボウ……1本
酒……1と1/2カップ
結び昆布……4個
味噌……大さじ2

［作り方］
①ニンジン、大根、ゴボウは一口大に切る。ニンニクは薄切りにする
②鍋に牛肉、酒、味噌を入れ、よくもみ込む。だし汁を加えて中火にかける。煮立ったら①と昆布、葉野菜を加える。再び煮立ったら葉野菜を取り出し、弱火にして材料がやわらかくなるまで煮込み、食べる前にすりおろしショウガを加える。

◉私は上澄みを、家族は残りの具材を残さずいただきました。このスープのレシピは教え子たちにも引き継がれ、教え子たちは結婚したのちに子どもが風邪ぎみのときや、夫の体調が思わしくないときにつくってあげているそうです。私も疲れているときや、元気をつけたいときには、このスープが恋しくなります。

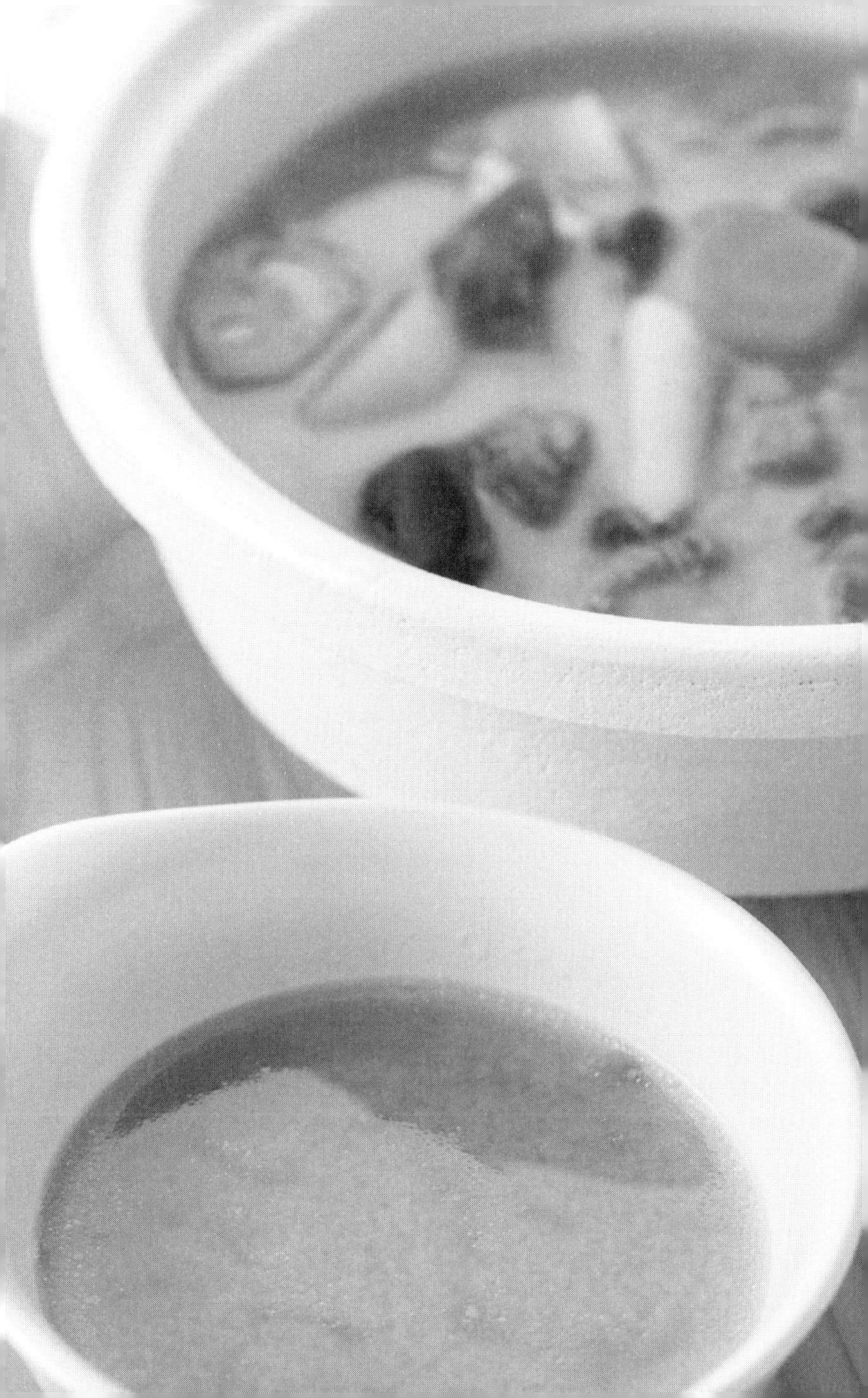

ビタミンやミネラルが豊富な

ナーベーラー（ヘチマ）のスープ

［材料］（2人分）
ヘチマ……1本
だし汁……1と1/2カップ
卵……1個
しょうゆ……小さじ2
サラダ油……小さじ1/2

［作り方］
①ヘチマは皮をむいて1センチ幅の輪切りにする。
②鍋にサラダ油を入れて中火で熱し、溶いた卵を入れて軽く混ぜる。前項のヘチマを加えてサッと炒め合わせ、だし汁を加える。ヘチマが透き通ってきたら、しょうゆを加え、塩で味を調える。

◉なめらかな食感がナスと似ています。沖縄では開花して2週間ほどの若い実を食します。

沖縄の代表的な夏野菜で、水分が多くて、煮物にも合う。ビタミンやカリウムなどのミネラルも豊富で、利尿促進、夏バテ予防、むくみ解消の効果もあります。

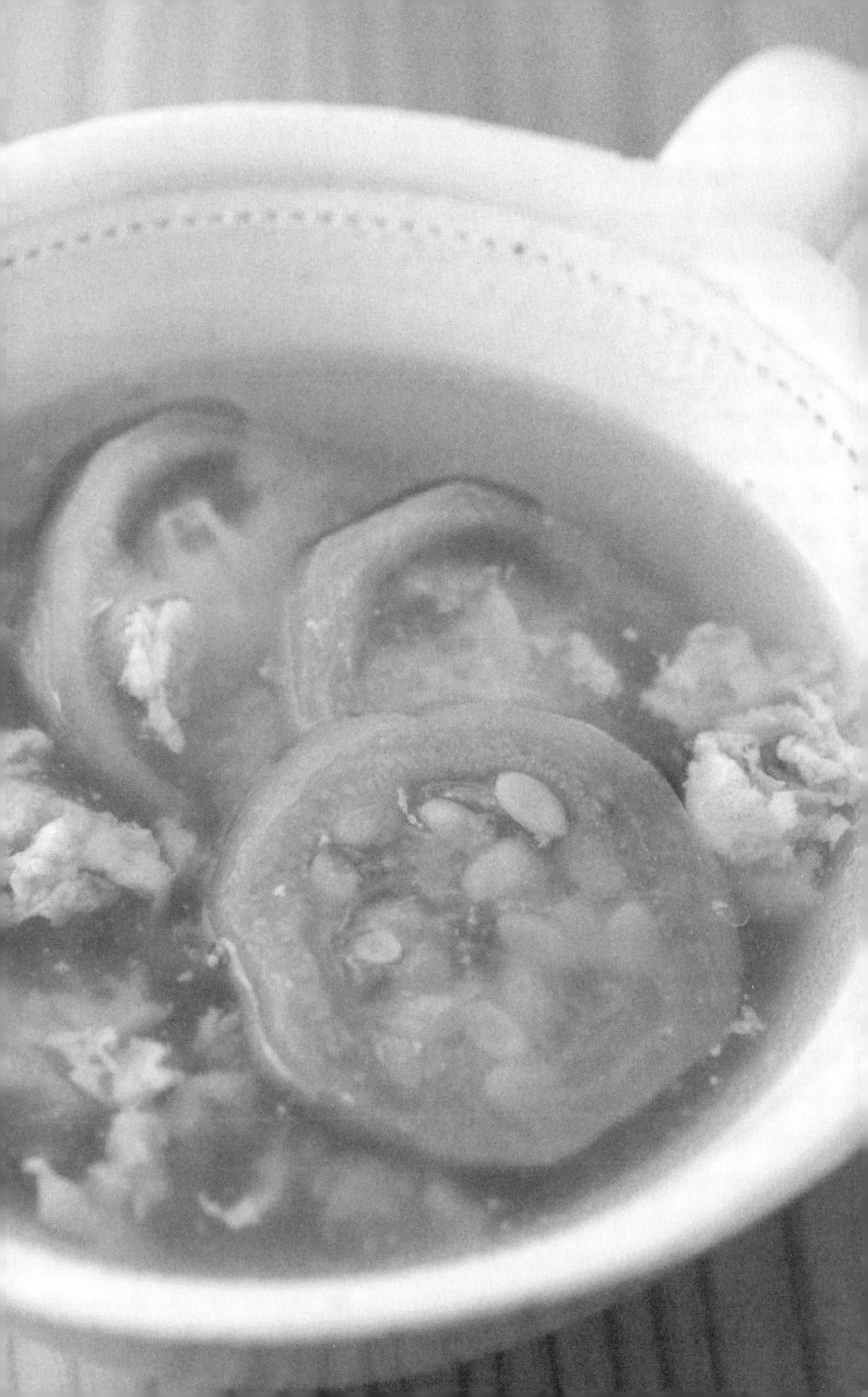

酢味噌とともに、さっぱりいただく

ナーベーラー（ヘチマ）のお刺身

［材料］（2人分）
ヘチマ……1本
A 酢……大さじ1
A 味噌……大さじ1
A 砂糖……大さじ1

［作り方］
①ヘチマは皮をむいて4センチの短冊切りにする。
②鍋にたっぷりの湯を沸かす。沸騰したら塩をひとつまみ（分量外）加え、①のヘチマをサッと茹でる。氷水に取って冷やし、ザルにあげて水気を切る。
③ボウルにAを入れてよく混ぜ合わせ、つけ味噌をつくる。
④器に②を盛り、つけ味噌を添える。ピーナッツバターで食べるのもおすすめです。

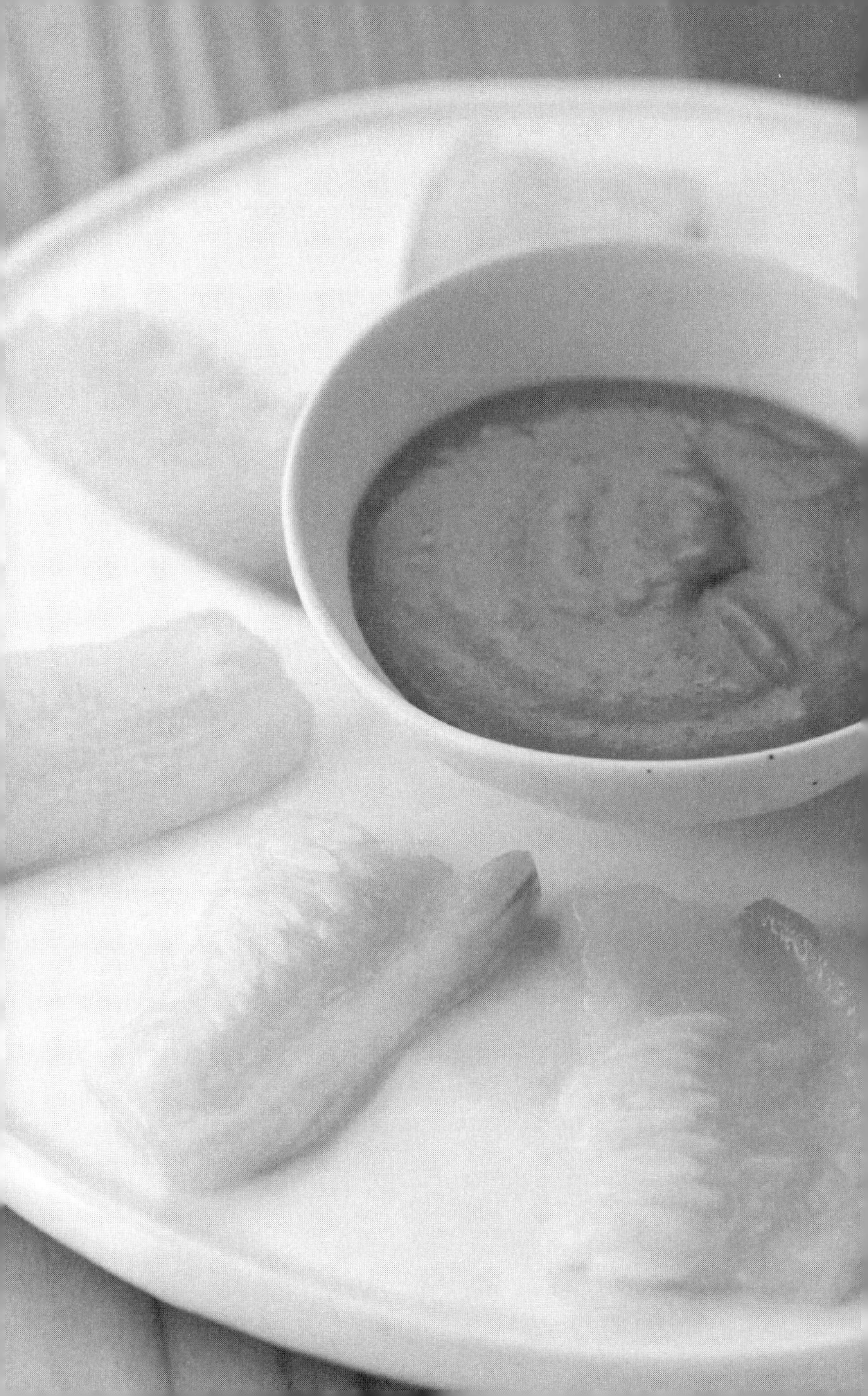

煎じ薬として重宝された葉野菜

ニガナの白和え

[材料]（2 人分）
ニガナ……1/2 束
島豆腐……200g
油味噌……大さじ 1 と 1/2

[作り方]
①ニガナは縦半分に切り、千切りにして、塩少々（分量外）を加えた水にさらして（2 ～ 3 回水を取り替える）水気を切る。島豆腐はキッチンペーパーに包み、15 分ほどおいて水気を切る。
②ボウルに油味噌とニガナを入れ、混ぜ合わせる。豆腐を手でほぐしながら加えてよく和える。

◉栄養価は高いけれど、その名のとおり、苦味が強いので、白和えやピーナッツ和えがおすすめです。

発熱、胃潰瘍、心臓病の民間療法に使われてきました。たくさんのビタミンCとカロチノイドが含まれ、消化を助ける働きもあります。天ぷらにしてもおいしいです。

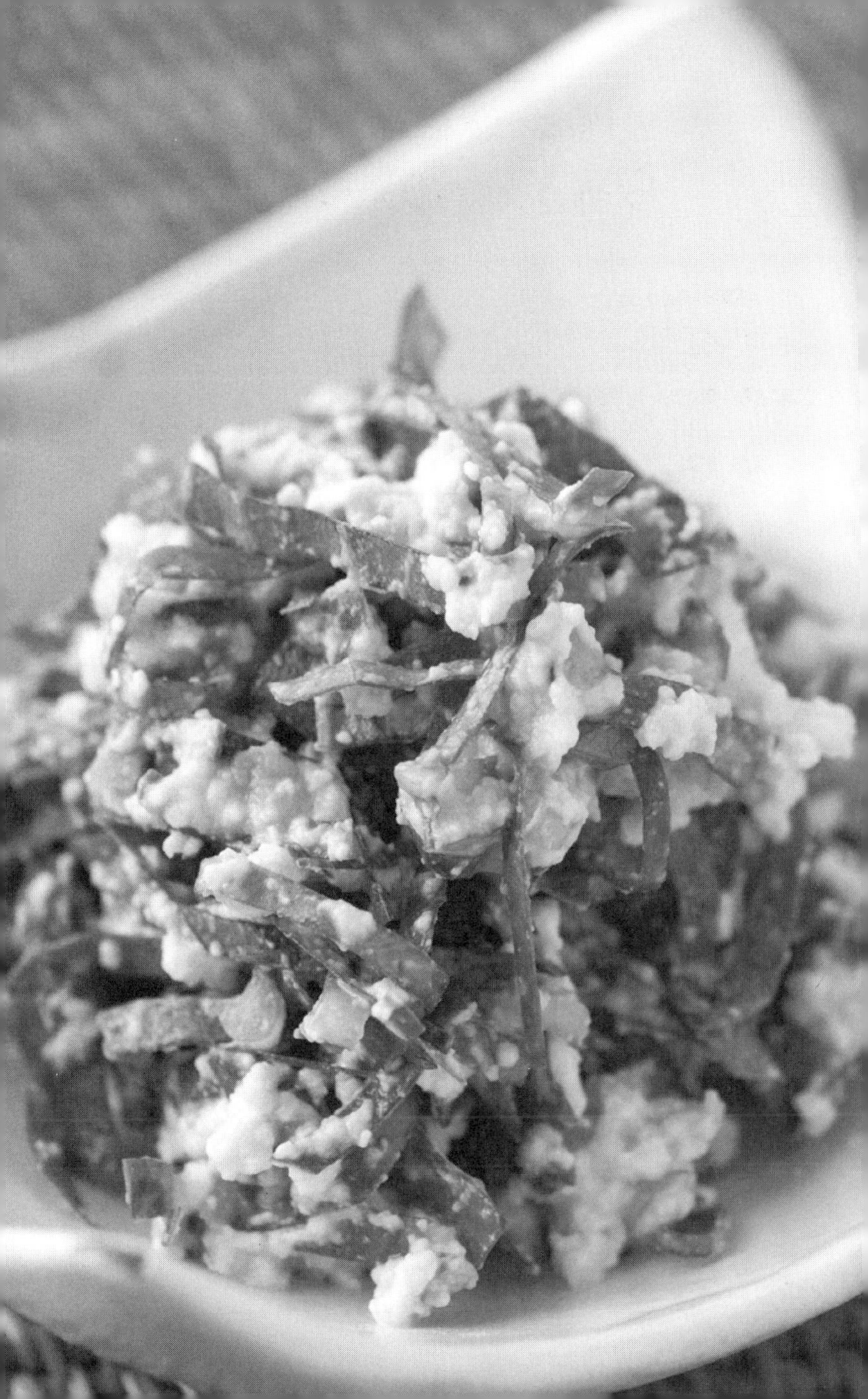

疲労回復&スタミナアップの強い味方

らっきょうの炒めもの

[**材料**](**2人分**)
島らっきょう……100g
塩……少々
豚バラ肉……100g
コショウ……少々
しょうゆ……小さじ1
サラダ油……小さじ1

[**作り方**]
①島らっきょうは根と茎を切り落とし、薄皮をとる。ボウルに島らっきょうと塩小さじ1/3(分量外)を入れて塩もみし、洗い流して水気を切る。
②フライパンにサラダ油を入れて中火で熱し、豚肉を入れて炒める。豚肉の色が変わったら、島らっきょうを加えて炒め合わせる。しょうゆを加えてサッと混ぜ、塩、コショウで味を調える。

◉島らっきょうは本土のらっきょうより小ぶりで、エシャレットのような形。香りと辛みが強いのが特徴です。血行を促進するアデノシンという物資が多く含まれており、また疲労回復にも効果あり。てんぷらや塩漬けもおいしい。

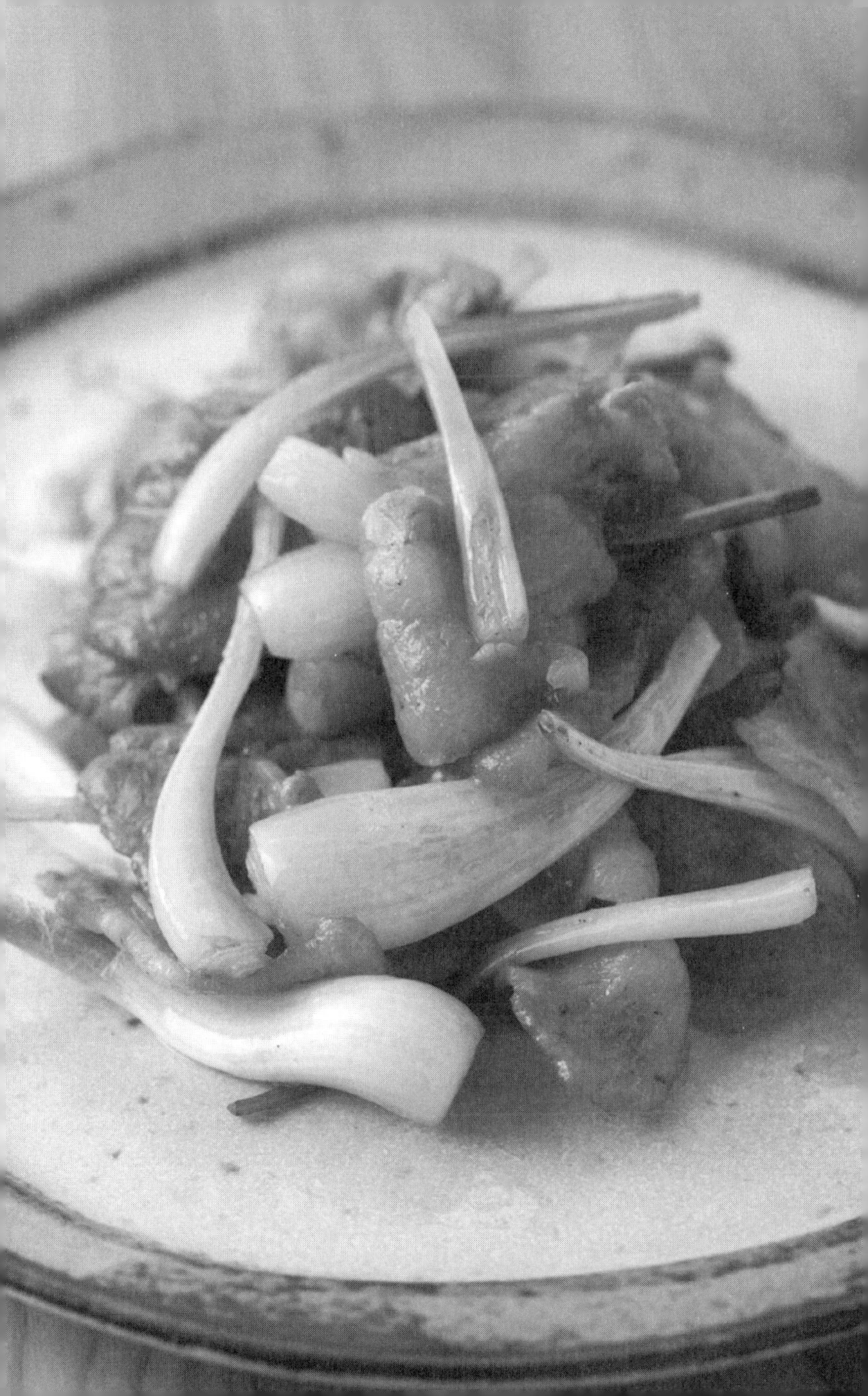

ビタミンAとカリウムたっぷり野菜

パパイヤシリシリ

［材料］（2人分）
パパイヤ……250g
砂糖……小さじ1
塩……少々
ニンジン……1/2本
しょうゆ……小さじ1
サラダ油……大さじ1
だし汁……1/4カップ

［作り方］
①パパイヤは皮をむいて種を取り除き、千切りにして5分ほど水にさらして水気を切る。ニンジンは千切りにする。
②フライパンにサラダ油を入れ、中火で熱し、パパイヤとニンジンを入れてサッと炒め、だし汁、砂糖、しょうゆを加えて炒め煮する。汁気がなくなったら塩で味を調える。

◉「しりしり」というのは繊切りという意味の沖縄方言です。

沖縄では庭やベランダで栽培している人も多いほど、よく食べられる食材です。肉と一緒に煮込むと、パパインというたんぱく質分解酵素が肉を柔らかくしてくれます。

またビタミンやカルシウム、鉄分が多く含まれ、心臓や肝臓の機能を高め、老廃物を除去してくれます。鎮痛・抗菌作用や消炎作用、さらには糖尿病や高血圧の予防、便秘の改善など多くの効果があります。

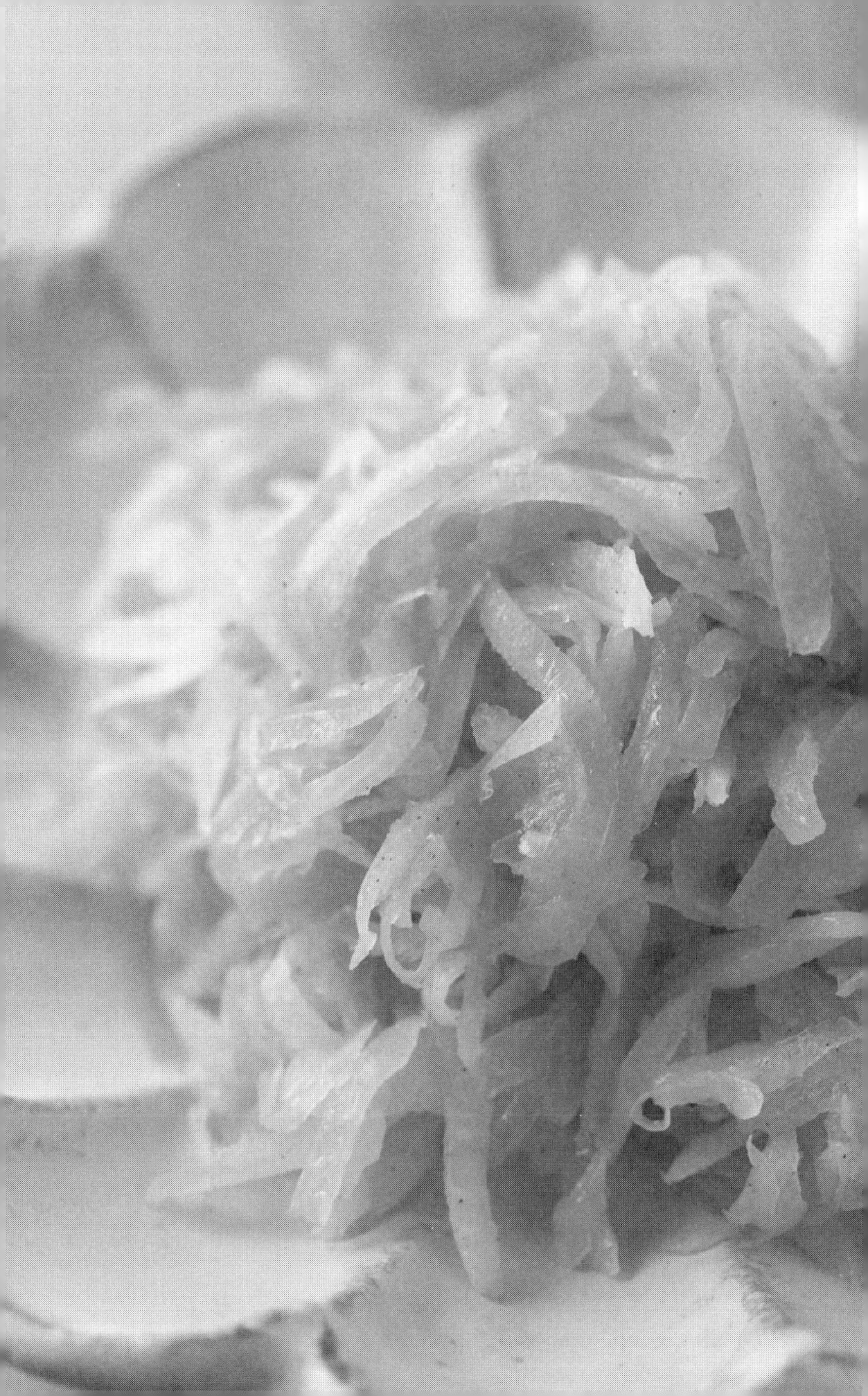

沖縄の万能調味料

わが家の油味噌（アンダンスー）

[**材料**]（作りやすい分量）
豚バラ肉……60g
味噌……100g
ハチミツ……小さじ２
砂糖……50g

[**作り方**]
①豚バラ肉を５ミリ角に切る。フライパンを中火で熱し、豚肉を加えて炒める。
②豚肉から油が出てきたら弱火の中火にし、味噌を加えて炒め合わせる。豚肉に味噌がなじんだら、砂糖やハチミツを加え、よく練り混ぜる。

◉油味噌は、味噌を豚の三枚肉で炒めたもの。ごはんのお供として、またおにぎりの具として食べられることが多く、炒め物やあえ物にも使われる沖縄の万能調味料です。高温多湿の沖縄では保存食として重宝され、冷蔵庫に常備している家庭も多い一品です。

◉常備しておけば、おにぎりにも合います。

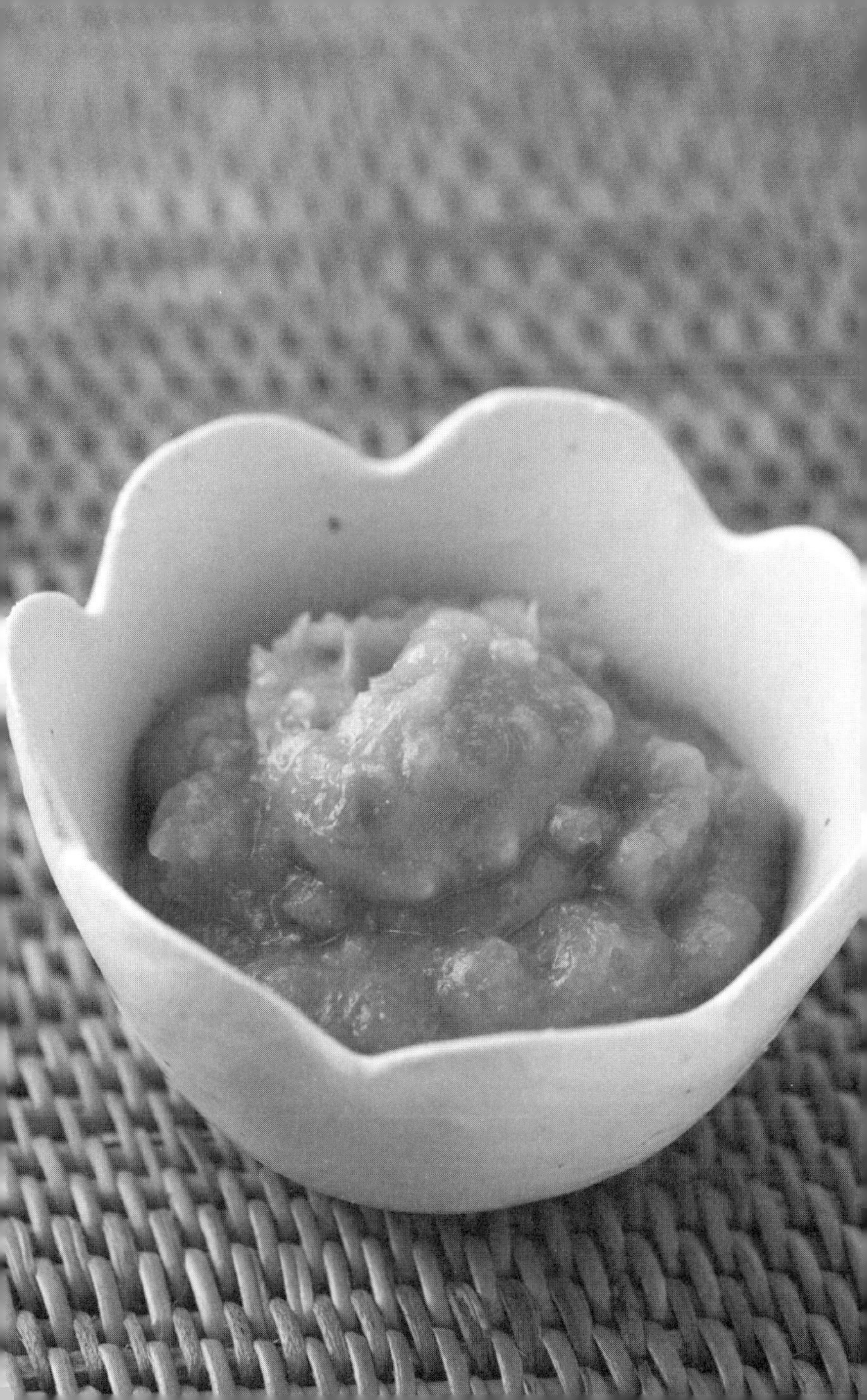

栄養満点の豚レバーがたっぷり

レバニラ炒め

［**材料**］（**2人分**）

豚レバー……120g
A 酒……小さじ1
A しょうゆ……小さじ1/2
A ショウガ汁……小さじ1/2
片栗粉……大さじ1
ニラ……1束
モヤシ……1/2袋
ショウガ……1片
ニンニク……1片
B 酒……小さじ2
B しょうゆ……小さじ1
B オイスターソース……小さじ1
B 砂糖……小さじ1
B ガラスープの素……小さじ1/2
B 片栗粉……小さじ1/2
サラダ油……大さじ1

［**作り方**］

①レバーは薄切り、ニラは4センチの長さに切る。ショウガ、ニンニクはみじん切りにする。水をはったボウルにレバーを入れ、何度か水を換えながらよく洗い、水気を拭き取ってAをもみ込んでおく。
②フライパンにサラダ油大さじ1/2を中火で熱し、片栗粉をまぶしたレバーを両面しっかりと焼き、取り出しておく。③同じフライパンをペーパータオルで拭き、残りのサラダ油とショウガ、ニンニクを入れ弱火にかける。香りがたってきたら中火にしてニラ、モヤシを加えてサッと炒める。②を戻し入れBを加えて炒め合わせる。

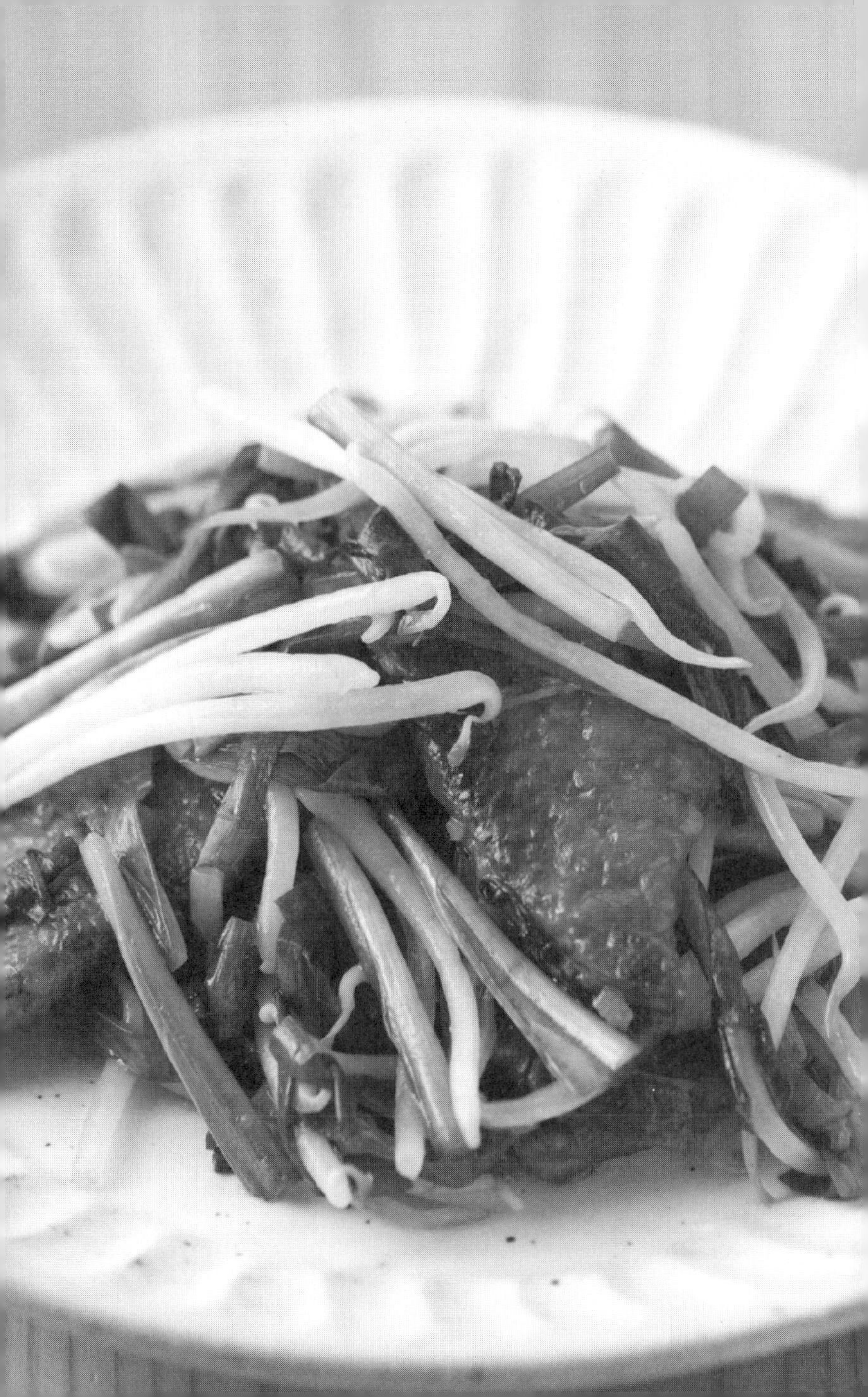

沖縄人が愛する良質なたんぱく源

豚肉のバターステーキ

［材料］（2人分）
豚ロース肉……2枚（厚さ2センチ、ソテー用）
Aみりん……小さじ1
Aしょうゆ……大さじ1と1/2
Aすりおろしニンニク……小さじ1/2
A砂糖……小さじ2
バター……5g
A酒……小さじ1
サラダ油……小さじ1

［作り方］
①豚肉は肉たたきでよくたたいてから、筋切りする。
②Aと①の豚肉をファスナーつき保存袋に入れ、3時間から一晩漬ける。
③フライパンにサラダ油を中火で熱し、豚肉を並べて両面をこんがりと焼く。最後にバターで炒める。

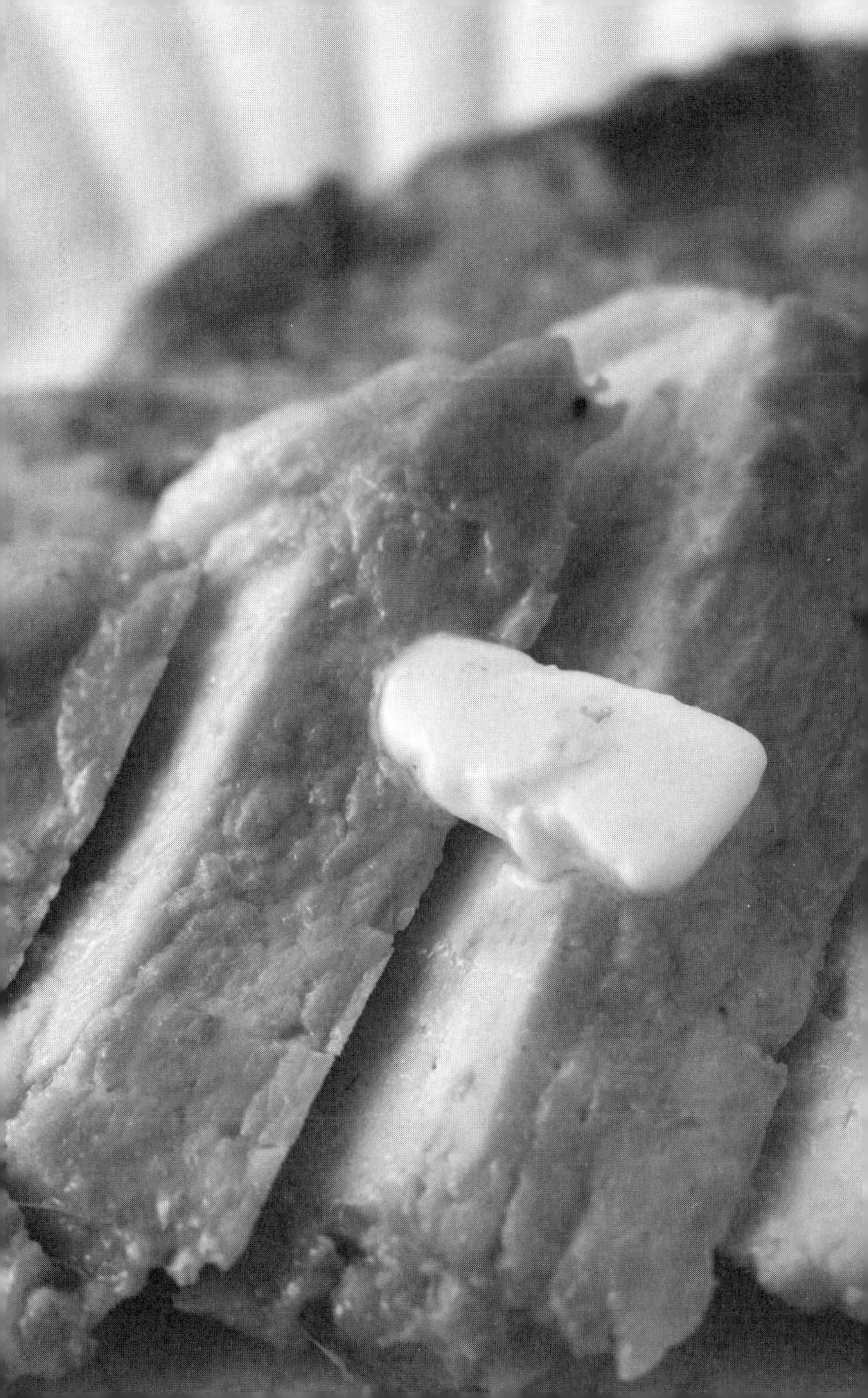

黒髪と美肌をつくる沖縄食

海藻と豆料理をよく食べる

「肌が白くてツヤツヤしてるけど、特別なお手入れをしているんですか」

「髪の毛もフサフサとした黒髪ですが、染めてないんでしょうか」

今年八四歳になる私ですが、うれしいことによくそんな言葉をかけられます。と同時に、少し戸惑います。ずっと体質だと思っていたのですが、まわりを見渡すと日焼けした肌でも沖縄のおばあたちは、みんな肌がきれい。これもまた、沖縄独特の食文化のおかげです。

沖縄は琉球と呼ばれた時代から、中国の医食同源の思想を受けてきました。だから食べ物のことをクスイムン（薬＝「薬になる、体にいいごはん」という意味）、ヌチグスイ（命の薬）とも呼んでいたのです。

医食同源とは、病気を治すことも食事をするという行為も、ともに命を養い健康を保つためであり、その本質は同じであるということ。食を整えることこそが健康の秘訣であり、女性にとってはいつまでも若々しくあること、つまり美容の面でも効果があります。

私の食生活に鑑みても、琉球料理の研究家だった母の教えを受け継いでいますから、沖縄ならではの特徴が色濃く反映されています。

まず、海藻をよく食べること。沖縄で最も消費されているモズクには、フコイダンと呼ばれる食物繊維が豊富で、抗腫瘍作用や抗潰瘍作用があるといわれています。酢の物にしたり天ぷらにしたり、赤味噌のスープに入れたりと、頻繁に食卓に登場します。

また、沖縄料理では昆布が豊富に使われます。沖縄で昆布は獲れませんが、琉球の時代に中国への交易品として島に入ってきたものが広まり、とくに豚肉との組み合わせが嗜好に合い、独特な郷土料理をつくりあげたといわれています。

だしをとるだけでなく、千切りにして炒め物に加えたり、炊き込みごはんに入れたりと昆布をそのまま食べるので、栄養素をそのまま摂ることができます。今も髪の毛がフサフサと元気な状態なのは、海藻類のおかげかもしれませんね。

次に豆類、とくに豆腐をよく食べること。良質の植物性たんぱく質の供給源である豆腐は、沖縄料理には欠かすことができない食材の一つ。チャンプルー、炒め物や揚げ物などさまざまな料理で使われています。私の場合はさらに黒大豆の粉末を牛乳に混ぜて飲んだり、味噌汁に加えたりしています。

黒糖もよく使います。沖縄のスーパーには、白砂糖より黒糖の種類のほうがずっと多く並んでいます。「地浸け」という、野菜を黒糖で漬ける漬け物もあるほどです。黒糖にはフェニルグルコシドという成分が含まれ、上白糖に比べて糖分の腸管吸収を緩和する働きがあるといわれています。またカルシウム、リン、カリウムなどのミネラルやビタミンも豊富に含まれています。よもぎのしぼり汁に黒糖を加えて飲むと風邪に効きます。

最後は肉類を過不足なく食べること。私は幼少期の体験もあって肉類をほとんど食べないのですが、沖縄の人は豚肉を中心によく肉を食べます。その調理法には特徴があり、しっかりゆでこぼしてから用いたり、長時間かけてよく煮込んだりする料理が多く、余分な脂肪が取り除かれるのもヘルシーとされる理由の一つ。

先人の知恵、母が教えてくれた調理法、食材の組み合わせなど、栄養学的に理にかなった沖縄の食文化は健康、美容にとても効果的です。

沖縄の伝統的な食習慣を守りたい

世界一の長寿国であるこの国の中で、沖縄はもっとも長寿な県として知られていました。でも最近は、沖縄の長寿神話に陰りがみえます。とても残念なことですね。長年、島人たちの長寿を支えてきたのは、沖縄特有の伝統的な食習慣が大きな理由。ところが今、特に若い世代は伝統的な沖縄料理を食べる機会が少なくなっているのだそうです。

私はずいぶん前から、こうした若い世代の食生活を改善しないと沖縄はたちまち「短命県」になってしまう、と危機感を募らせていました。沖縄の伝統的な食文化を引き継ぐ取り組みは急務なのです。

沖縄の食は〝養生食〟と称され、さまざまな食肉魚介類、薬草、野草、野菜との組み合わせによる多種多様な料理があります。身近なところでは豚肉、昆布、豆腐などの食材を使った料理が定番。頭から足の先までさまざまな調理法によって食べられている豚肉は、良質のタンパク質とコレステロールを下げる働きがある脂肪酸が多く、また疲労回復にも有効なビタミンＢ１を多く含んでいます。

また骨を作るカルシウムやカリウムなどのミネラル、脳の活動に有効なグルタミン酸を多く含む昆布。さらに消費量が全国で一番多い豆腐は、良質なタンパク質と脂質に富んでいて、多くのチャンプルー（炒め料理）に使われています。

日ごろから健康的な食品を多く食べていることが、沖縄の人たちの健康を維持している秘訣なのです。

すでに何度か述べましたが、私の母は琉球料理の研究家でした。琉球料理と沖縄料理は、ちょっと捉えるニュアンスが違います。一般的な郷土・家庭料理を指すのが「沖縄料理」。「琉球料理」は、琉球王朝時代の宮廷料理を示します。母はどちらかというと、「琉球料理」寄りのアレンジメニューを作ってくれることが多かったんです。でも琉球料理はちゃんと作ろうとすると、とても手間がかかります。

子どもたちがまだ幼かったころは、私も母から受け継いだ味を再現したりしていましたが、最近はお気に入りのお店を見つけて、本土からお客様がみえたときなどに利用しています。そこは北中城村にある、「琉球料理和の店　心花」という完全予約制のお店。昔ながらの琉球料理を提供してくれる素敵な料理店です。

小麦粉を水で溶いて薄く焼き、アンダンスーと呼ばれる味噌餡を巻き包む沖縄版クレープ「ポーポー」や「ラフテー」「豆腐よう」あるいは「ヒージャー（やぎ）汁」などのお料理をいただくことができます。さらに膳盆の中に、「ミヌダル」といって豚肉を黒胡麻にまぶして蒸したものや、「花イカ」、「魚の昆布巻」、「天麩羅」などを少しずついただけるのも宮廷料理ならでは。見た目にもとても美しく、上品な宮廷料理をコースで堪能できます。

　ちなみに先日お店を訪れた時には、ほかにもお盆やお正月、法事などに必ず出てくる汁物で、豚の内臓を椎茸やこんにゃくとともにカツオだしで煮た「中身汁」や、王朝時代から滋養食として親しまれてきた「ニガナの白和え」、ピーナッツのしぼり汁をサツマイモのデンプンを練って固めた「ジーマーミー豆腐」、沖縄風の炊き込みごはん「ジューシー」、沖縄名産の「田芋」を使用したお祝いごとに欠かせないごちそう「ドゥルワカシー」、刻んだ昆布を炒め煮た「イリチー」などが食卓に並び、丹念に手作りされた琉球料理を満喫しました。

　女性ふたりで営む小さなお店ですが、そのおもてなしと心温まるお料理に、いつも和みのひとときを過ごしています

　最近は本土の食品・外食産業の進出によって、他府県の食文化との大差が少なくなったとも言われていますが、こうした伝統的な食文化を守り、上手に取り入れながら、体にやさしい食生活を心がけてゆきたいと切に思っています。

体にいい沖縄料理

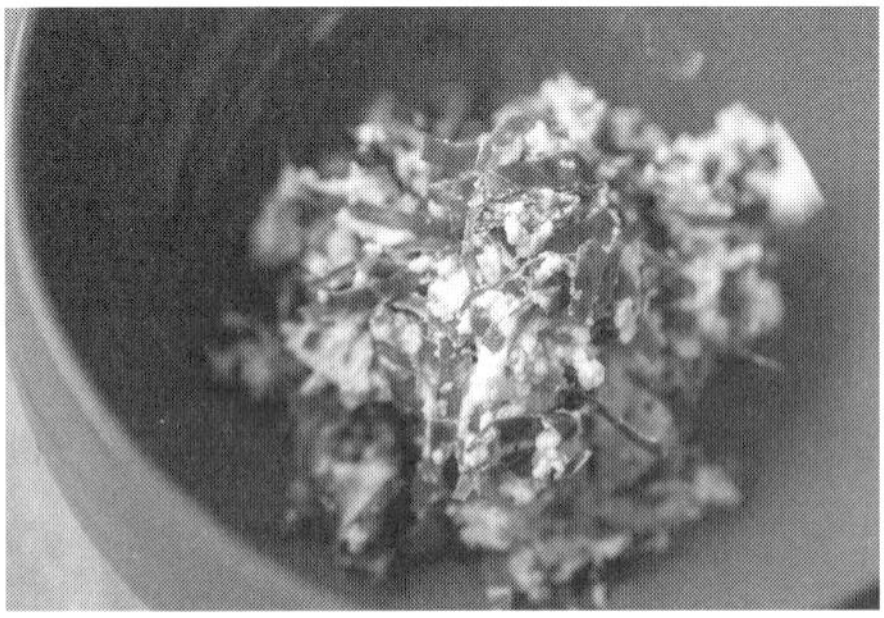
ニガナの白和え

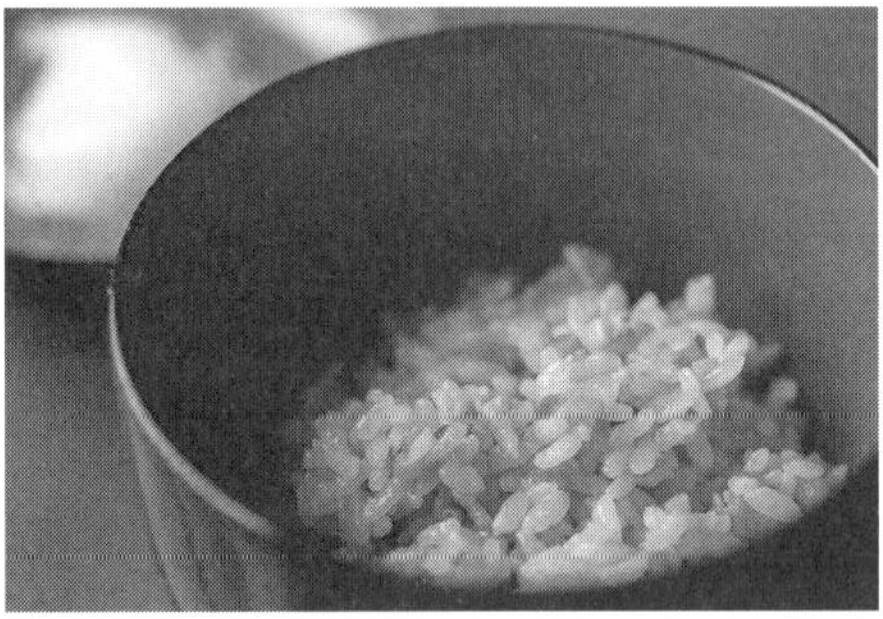
ジューシー

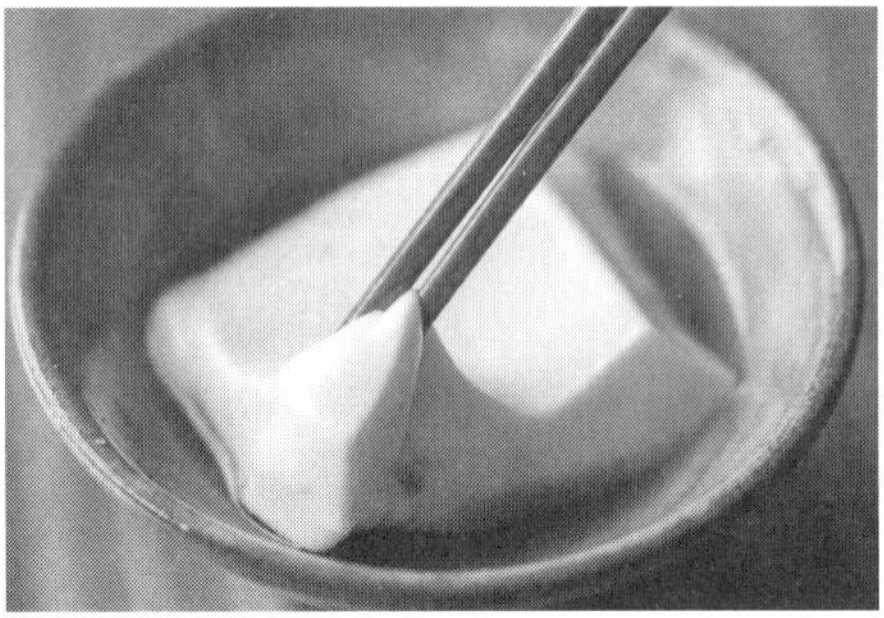
ジーマーミー豆腐

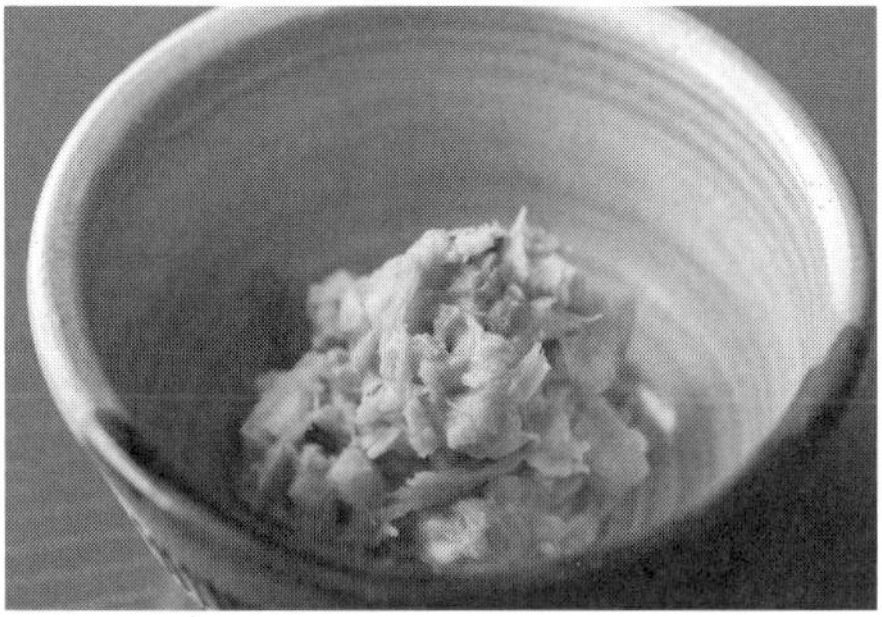

ドゥルワカシー

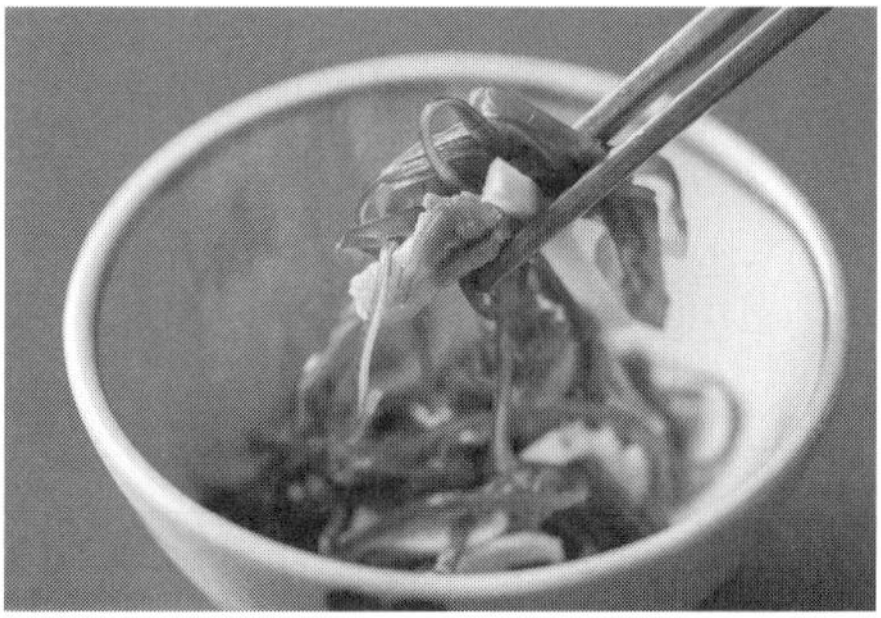

昆布イリチー

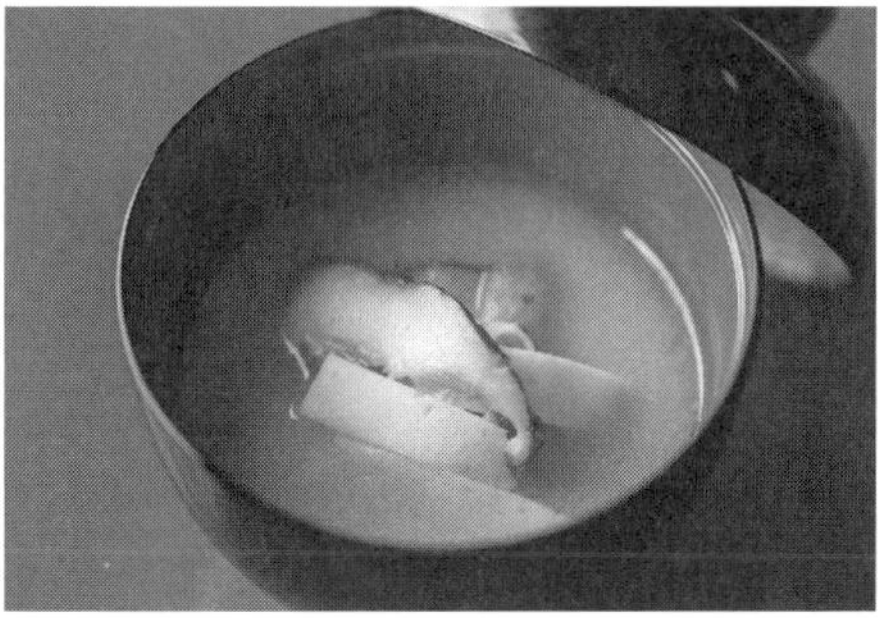

中身汁

第4章 元気をつくる生活習慣

自分の細胞と話をする

治し方は人それぞれ

私は、自分がやってみて効果があったことは人にも教えてきましたが、そのときに必ず、次のように伝えました。

「あなたと私の細胞は違うから、あなたは自分の細胞とお話しなさいね」

私によかったことが、そのままほかの人にも効くとは限りませんから、自分に効くかどうかは自分で確かめて、自分に合うものだけを取り入れるべきだと思ったのです。私は今でも、自分の体とよく対話するようにしています。

私は、朝起きると必ず血圧を計り、いつもと変わりないか確認し、自分に「大丈夫ね」と声をかけてからお風呂に入ります。体調が悪いときは寝る前に足湯だけします。

食は薬に勝るとも劣らない

「食は人なり」とはよくいったもので、その人の食生活を見ると、人となりから生活まで、すべて見えてしまいます。健康な体をつくる基本は、食事なのです。

毎日の食生活に気をつけて健康を維持することを「医食同源」といいます。中医学（中国の伝統医学のことで、中国医学、中国漢方（医学）ともいう）では古来から、薬と食物とは一体という解釈もあり、「薬食同源」と呼ばれることもあるそうです。

では毎日、何を食べたらいいのか。その選び方が大切になります。自分の症状に合うものを取り入れれば、食は体の中に自然に調和していきます。そうすると病気にはなりにくいし、たとえ病気になったとしても、食を正すことが第一の治療になるということを、私は身をもって知っています。

食材は〝研究所〟でチェック

何を食べたら体が喜ぶのか、何を食べたら拒否反応を示すのか、それを判断するのは自分自身です。つまり私の体そのものが〝研究所〟である、という意識を持っています。長年、体を実験台にして、自分に合った食材や調味料を探し続けてきました。

巷にあふれる健康食品はもちろん高級食材だって、人の体はそれぞれですから、万人の体にいいと言い切れるものではありません。大人の体にはいいけれど、子どもの体には合わなかったり、若い人にはいいけれど高齢者には向かないものもあるでしょう。

同じ人でも、体調や季節によって欲するものが違ったりもします。その一つひとつをていねいに見極めていくこと、そしてどのように調理して味わうかを考えることで、体が喜ぶ食事をつくれます。

私の場合は、肉はあまり食べません。私が幼いころ、父はまだ医者をめざす苦学生でした。家計はとても苦しかったので、ほぼ毎日のようにめざしを七厘で焼いて、梅干しと海苔をおかずにごはんを食べていました。だから私の体にとって、肉は少し脂っこく感じてしまうのです。

父は、「僕のせいで、君は肉を受け付けなくなっちゃったのかなぁ」なんて申し訳なさそうに言っていましたが、子どものころの食生活が影響してのことなのか、もともと好きではないのか……。何度か口にしてみて、なんとなく自分の体には合わないと判断しました。

また、沖縄近海もののマクブーや鯛などの白身魚はよく食べます。半分はお刺身、半分は煮つけやスープにしたりして、違った味わいを楽しんでいます。

白身魚は消化がよく、タンパク質の供給源になりますから、消化器系が弱い人にとってはおすすめの〝養生食材〟です。野菜は炒めたり蒸したりと、火を通したものをよく食べています。トマト以外の生野菜は、ほとんど口にしません。

このように、私の場合は長年の〝研究〟によって、自分の体に合った食材、調理法をある程度決めているので、食事の管理はそう難しくありません。

ここで大事なのは、〝研究所〟の基準が「好き嫌い」にならないようにすることです。苦手な味でも、食べているうちに嫌いではなくなったり、香りが強いものほど体によかったりすることもあります。いろいろ食べてみて判断していくことが大切です。

食べた後に、その栄養分が細胞に染み入っていく過程を感じながら、数日後の体の声に耳を傾けるのです。何を口にするか、何を細胞に届けるか……それによって、つくられる体も違ってきますから、しっかり食べて自分の体と向き合いながら答えを見つけていきます。

また、食事の時間も健康な体づくりの大切な要素です。ある程度決まった時間に、規則正しく食べる習慣をつけることで、ちょっとした体調の変化を察知することができるようになります。

現代人の忙しさを考えると、毎日同じ時間に食事をすることはなかなか大変ですが、生きる上で欠かせない食事の優先順位は、もっと上げるべきです。そうすることで、体調を整えやすくなります。

「三・三・三」の法則

私が体の様子をみるときの合い言葉は「三・三・三」です。私は、はじめて食べるものが自分の体に合っているかどうかをみるには、経験上「三の周期」が必要だと感じていました。

たとえば、口に入れたら、すぐに飲み込んでしまわないで、まず舌の上にのせて三秒待つ。しびれや違和感をがあれば吐き出す。異常がなかったら飲み込んで三分待つ。体の調子が悪くなったら、まず三時間横になる。このように三の周期で体の反応を確かめて、「もの」や「こと」を自分に取り入れていくのです。

同じ食べ物でも、人によって薬にも毒にもなります。いいか悪いか、合っているかいないかは、自分以外の誰にも判断できません。

薬には、効果のある反面、副作用もあります。ふだんの食事も同じことです。体に何を与えたら喜ぶのか、あるいは嫌がるのかを見極めていくことが大切です。つまり自分の体は〝研究所〟なのです。試して、体感して、調べながら、体にやさしいものを見つけます。

〝研究所〟で得られる成果は、人それぞれ違います。体の中に何を取り入れたらいいのか、自分の細胞と向き合い、体と対話するイメージづくりを習慣づけることによって、私の場合は「これには体が受け付けない成分が含まれていそう」「今、私の体はこの食べ物を必要としていないかもしれない」と判断できるようになりました。

「細胞が喜ぶ食べ物」を探すときにも「三の法則」が役立ちます。

はじめて口にする食材は、まず、舌の上で「三秒間」ころがします。これは、味わいや香りを確かめるためです。夫が酒造りをしていたときに一緒に品評会に行くと、この方法で利き酒をしていたのを間近で見ていたので、それを食材選びに応用しました。

私は長年の経験から、この段階で、野菜なら農薬をどれくらい使用しているか、料理に含まれている添加物が有害なものかどうかなどが、だいたいわかってしまいます。自分の体に合わないものだと、舌がピリピリとしびれるような感覚があるのです。

また「三分後」には、胃に届いた感じを感覚的にとらえます。難しいことではありません。自分の体に問いかけるのは、「違和感がないか」「気持ちいいか」といった程度です。

もし違和感がなく、おいしいと感じられたなら、その後は献立の一品でいいので「三日間」、その食材を食べ続けてみます。

そして三日後の体の声を聞いて、調子がよければ「三カ月」、さらに「三年」たって、細胞が喜ぶ食べ物として定着していくわけです。

口に入れた瞬間から体になじんでいくまでの間、体の声にしっかりと耳を傾ける。それが「食」にこだわるということです。

この法則は、人の体の組織が変わるサイクルとも関連しています。個人差はありますが、皮膚は約三〇日、血液は約一二〇日、筋肉は約六〇～九〇日、骨は約三カ月（骨全体の三～五％）が生まれ変わるといわれ、これらはすべて三の倍数です。

定番食を持つ

私の食事の基本は「一日五食」です。一日の食事量を、七時、一〇時、一三時、一六時、一九時の五食に分けて、少しずつとります。これを習慣にしてから、体調がよくなりました。

朝だけは、しっかり食べています。もう四〇年もの間、毎日同じものを食べているのですから、調子がいいのか悪いのかは、朝の段階ではっきりわかります。

朝食は、トースト一枚と調理トマト、バナナ、それに大豆の粉をブレンドした牛乳が定番となっています。そして週四日は、温泉卵を添えます。これは、私の大切なたんぱく源なのです。

　トマトには、タマネギのピクルスをたっぷり合わせ、上質なオリーブオイルを適量かけて食べます。自家製のピクルスは、みじん切りにしたタマネギを、酢とハチミツ、氷砂糖に一週間ほど漬けてつくります。

　牛乳は、黒大豆の粉末とよく混ぜ合わせて栄養価を高めます。この黒大豆の粉末は長年愛用しているもので、味噌汁やおかずにもサッとひと振り。何にでもかけて食べています。

　朝しっかり食べるので、昼食は軽めにすませています。夜は人に会う機会も多いので、外食のこともありますが、自分でつくるときには、遅い時間になるほど量は少なめにしています。

よく噛んで、おいしく

病気をしていたころは、食事の時間が憂鬱でした。おいしくも楽しくもなく、わざわざ食事をしたいとも思わなくなるし、なぜか空腹も感じません。

しかし、母やまわりの人たちの支えもあって、これではいけないと思い直しました。少しずつではありますが、いろいろなものを口にするようになってから、体は食事によってつくられているということを、あらためて実感するようになりました。

一度にたくさんの量を食べられなかったので、しっかりと噛みしめて味わうクセが自然に身についたのですが、それも結果としてはよかったのです。

やわらかい食べ物が多い現代、噛む力が衰えつつあるといわれています。一説によると、弥生時代に比べて一食当たりの咀嚼回数は六分の一にまで減っているのだとか。

よく噛んで食べることは、さまざまな健康効果をもたらします。咀嚼することで脳が活発に機能し、アルツハイマー病の予防にもなりますし、歯を支える骨の細胞の新陳代謝も促進されます。

また、唾液中には抗菌作用のある酵素やカルシウムと結合して、歯を強くするたんぱく質や、虫歯を寄せつけない成分がたくさん含まれています。歯を丈夫に保つ秘訣ともいえます。唾液の成分には、活性酸素を抑制する効果があるとされ、がん、心筋梗塞、脳卒中、動脈硬化、糖尿病などの生活習慣病にも有効とされています。

さらにおすすめしたいのが、誰かと一緒に食べることです。一人ぼっちの食事より、おしゃべりしながらの食事のほうが、ゆっくり噛みながら食べられるし、何より楽しいですよね。食事もおいしく感じられるようになるはずです。

パワーの源は水と大豆

水が体をつくっている

私は食生活の中でも強くこだわっているのが「水」と「大豆」です。

まずは水。人間の体の約七〇パーセントは、水分で構成されています。その水分は、毎日の飲食物によって入れ替わっていきます。水分と一緒に食べ物の栄養を吸収し、体の各部に運び、新しい血となり、肉となり、細胞になっていきます。

逆に、体内に蓄積された老廃物は、水分と一緒に便や汗となって体外に排出されていきます。この新陳代謝が正常に行われてこそ、健康な体を維持できるのです。そう考えると、毎日取り入れる水がいかに大切であるかがわかります。

体の七〇パーセントを占める水が汚染されては、ほかでいくら栄養価の高い食材を食べても、健康になれるはずがありません。逆に、体に取り入れる水にこだわって、きれいな水を飲み続けていれば、確実に体質改善できるはずです。

私は長年、「ＥＭ水」を愛飲しています。

ＥＭとは、「人間に役立つ微生物群」の略称で、有害なものを有益なものに変える光合成細菌や、病気から体を守る乳酸菌、ほかの微生物のエサになる酵母などから構成されています。

ほとんどすべての生き物は、自然界の微生物と助け合って生きているのです。

私たちの体には、自分の細胞の数の一〇倍以上もの微生物がいるそうで、目に見えない小さな微生物の存在なしには生きてはいけない。それほど大切な存在です。

私が病気に寄り添って暮らしていたころは、このような微生物の重要性が知られていなかったので、抗生物質が入った薬を飲むようにいわれ、有益な微生物を殺してしまっていたようです。

このＥＭ菌は、作物栽培の基本となる土壌の生態系を豊かにし、土壌エネルギーを植物が利用しやすい形に変える技術や、魚介類がなくならないようにする技術、養殖の技術などにも生かされています。

でも、水を替えたからといって、すぐに体調が変わったと感じるものではありません。まずは三カ月間、水にこだわってみましょう。

ＥＭ水に限らず、自分の体に合った水を選んで飲み続けるうちに、新陳代謝を繰り返した体のあちこちで細胞が入れ替わり、体が少し変わってきたなと感じるはずです。

大豆は栄養の宝庫だ

次に大豆です。数十年前の大豆でも、水を与えると発芽し、やがて子孫をたくさん残すために大きく育っていきます。

大豆は「畑の肉」ともいわれます。とりわけタンパク質、脂質、炭水化物の「三大栄養素」の配合バランスがすぐれていて、昔から栄養補給食としてはもちろん、調味料や発酵食品にも必要なものです。

大豆ほど日本人に親しまれている食品はなく、生活習慣病の予防や健康維持になくてはならないものです。

私は、黒大豆を用いた健康食品を長年愛用しています。大豆の胚の部分にあるタンパク質や脂質は一切使わず、大豆の発芽エキス（＝生命力）だけを独自の製法で取り出して、無漂白の焙煎小麦粉に吸着させた粉末タイプのものです。見た目は、きな粉によく似ています。

大豆に含まれるポリフェノールは、がん細胞の成長抑制、糖尿病の改善、動脈硬化の予防、眼精疲労回復、血流改善、骨粗しょう症・更年期障害の緩和、抗酸化作用、免疫力の活性化、中和・解毒作用、アレルギー症状緩和など、いいことずくめです。まさに薬のような食材といっていいでしょう。

牛乳、味噌汁、カレー、煮物、スープなど、どんな料理にもこの大豆の粉をひと振りするのが、私の健康法の一つです。もう四〇年近くも続けています。

体を健やかに保つコツ

ストレスは万病のもと

「風邪は万病のもと」といいますが、今はストレスが動脈硬化や高血圧、糖尿病などの生活習慣病に悪影響をもたらすといわれ、風邪よりも万病のもとになります。

以前の私は、病気自体が大きなストレスとなり、いつもそれを感じていたので、なかなか回復の兆しが見えずにいました。

ストレスにさらされ続ける状態は、すぐに改善しなければなりません。そのためには、ストレスのない生き方、暮らし方をしなければいけませんが、それは難しいですよね。ならば、ストレスと上手に付き合ってみるという考え方のほうが、現実的ではないでしょうか。

一般的にはまず、気持ちの持ち方でしょう。

ストレスの元は精神的なものが多いのですが、ものの見方を変えるとまったく違った考え方が生まれます。ストレスを解消する手段は人それぞれですが、ここで私のやり方を紹介します。

私のストレスに対しては、「静」と「動」の発散法があります。たとえば気持ちが落ち込んでいるときは、一人で静かに祈りの時間を持つようにしています。ひたすら自分と向き合うひととき、これは「静」の発散法です。

悩みごとがあって、それがはっきりしたものであるなら、そのすべてを紙に書き出してみます。なぜ悩んでいるのか、誰に対しての思いなのか、どうしたら解決できるのか、それを実行するには何が必要か、そのすべてをメモします。

そうすることで、自分の心の中に何らかの〝気づき〟がうまれます。一筋の光のように答えを導き出すことができたら、もうモヤモヤすることはありません。気づきに感謝したら、気持ちが一歩前に進むから不思議なものです。ぜひ試してみてください。

次に「動」の発散法ですが、これは体を動かしたり大きな声を出すことで、気持ちが軽やかになる方法です。私は歌や踊りが大好きです。琉球舞踊のサークルをつくって、思いっきり踊ったり、島唄を歌っていると、ほどなく心がほどけていくのです。

大好きな友だちや家族と食事に行っておしゃべりすることも、ストレス解消につながりますし、買い物をしたり美容室で髪をきれいにしてもらったりするのも、いい気分転換になります。

ストレスは心理的なダメージを受け、抱え続ける時間が長いと、体の不調を引き起こしてしまいます。

ストレスを感じたときに、「つらい、苦しい」と悲観的になるより、「よし！今夜は思いっきりストレスを発散するぞ！」と前向きになるほうが、きっと心は楽になります。ストレスは持ち越さずに、そのときそのときで対処していくことが大切です。

体質に合った眠りを見つける

私の睡眠時間は、三時間くらいです。

「寝なくて、大丈夫？」とよく聞かれますが、体はとても元気です。仕事が立て込んでいるときや、好きなことに夢中になっているときは、寝ることすら忘れてしまうほどです。

病気を抱えているときは、どんなに長い時間寝て体を休めていても、目覚めたときは頭がボーッとしていたり、体が鉛でできているかのように重く感じたりしました。今は短い睡眠時間でも「今日はよく寝たな」「目覚めがスッキリ！」という朝を迎えています。

睡眠は、健康状態や心の影響を受けやすいため、体が不調だったり、ストレスを抱えた状態だったりすると、なかなか眠りに入れません。私は仕事や夕飯の片付けが終わったら、ソファに横になり、心身をゆっくりと解放する時間をつくっています。そうすることで体がくつろぎ、日中、「疲れた」という言葉が出なくなりました。

動作が楽になる体操

若いころにたやすくできたことが、年をとると思うようにいかなかったり、やれても疲れてしまったりします。それは誰もが経験することです。

私は、病気で寝込んでいたころは、体力、筋力、持久力などあらゆる身体機能が衰えていくのを感じて、切なく、いらだったりしました。人間の持っている機能を使わないと、驚くようなスピードで、その機能が低下していくという悲しい現実を、身をもって体感したわけです。

中年になってから運動を始めるには壁があって、だいたいは途中で挫折するようです。ですから、まずは「歩く」「伸ばす」「ほぐす」くらいの軽い動作を、少しずつでいいので毎日続けることです。

これは、例外をつくらず長く続けてこそ効果が出てくるので、そのためにも意識的に行うことが大切です。意識してというのがポイントで、身体機能だけでなく脳の働きにもいい影響を与えます。

私はリウマチを患ったときの後遺症で、足が少し不自由です。最近は腰の調子が悪いので、歩くのがつらいときは杖を使うこともあります。だから、激しい運動はできません。

基本的には、「歩く」「伸ばす」「ほぐす（ゆるめる）」の三つに重点を置いて、日々意識して行うようにしています。

私は毎朝、起きる前や就寝前にベッドの上で「自転車こぎ」をしています。寝た姿勢のままできる手軽な運動です。

またNHKラジオ体操に入っている前屈と反りの運動を、とくに体を伸ばすことを意識しながらやっています。

膝を伸ばし、上体の力を抜いてイチ・ニのリズムをとりながら動かします。この動きは、お腹と背中を伸ばして腰の負担を軽くしてくれるので、腰痛の予防にも効果があります。

それと頭をゆっくり回転させています。肩まわりの筋肉をほぐし、血行をよくするための運動です。これだけでも、肩こりが解消され、頭もスッキリします。

毎日続けることで体の調子が整い、日常の動きを楽に長く続けられるようになっています。

①ベッドの中でできる軽運動

毎朝、起きる前や就寝前にベッドの上で「自転車こぎ」をしています。寝た姿勢のままできるとても手軽な運動ですが、足腰の強化と下腹の引き締めに効果的です。

・仰向けの状態から、両足を斜め上に上げて伸ばします。
・自転車をこぐイメージで、足を大きく二〇回ほど回します。
・今度は逆回転にして、二〇回行います。

②グーパー運動

毎朝起きる前にベッドのなかで、手を広げたり閉じたりします。私はいつも歌を歌いながらやっていますが、そうすることでどんどん体が目覚めてきます。

この運動は、握力の低下防止や血液の循環にもよく、冷え症にも効果があるようです。体がぽかぽかして、だんだんといい気持ちになってきます。

・手をグーパー、グーパーと閉じたり広げたりする。5、6回で十分。

③頭を回す運動

肩まわりの筋肉をほぐし、血行をよくするための運動です。肩の力を抜いて、頭をゆっくり回転させるだけですが、肩こりが解消され、頭もスッキリしてきます。

・足を肩幅に開き、頭を左回転でゆっくりと大きく回します。

・続いて右回転で、ゆっくりと大きく回します。それぞれ一〇回ずつ行います。

第5章

前を向く生き方

病気は人まかせにしない

自分で治そうと努力する

私の病気は、五七歳ですべて完治しました。定期検査を受けていた病院から、「健康」のお墨付きをもらったのです。二〇代半ばから数々の病気をしてきた私にとって、この言葉のまぶしかったこと。元気になるために、自分流でいろいろなことをやってきました。

何がいちばんよかったのかは、わからないのですが、私が常に心がけてきたことは二つあります。

ひとつは「人まかせにしない」こと。

自分の体のいちばんの理解者は自分です。自分の状態を自分なりに把握しておくと、必要以上に神経質になることも、無理することもありません。

もうひとつは、「祈り」です。

私は毎日、裏庭にある大きな樹に向かって、神様への祈りで心を静めてきました。このことで希望をつないでこられたといえるかもしれません。

「どうか明日も、すばらしい一日を送ることができますように」

それから、「どんなときでも、人に嫌な顔をしないですみますように」と心がけますが、痛いときは痛い、つらいときはつらいと言ってよいけれど、「痛い」や「つらい」を人生の言い訳にしたくありません。

私には、「神様が迎えに来るまで生きなければならない」という強い思いがありました。病気をしたとき、私には「我」がないと生きていけませんでした。欲や見栄は捨ててもいいのですが、自分を支える我は必要なのです。

「我が強い」というのは、一般的にはよくない意味で使われますが、私は「我を持つ」というのは、「自分を持つ」ということで、本当はいいことなんだと考えています。自分を支えているのは我。それがなければ、ただでさえ病気で壊れそうな自分が、根無し草になってしまいます。

病との闘いを始めるのは今

私が教師をしていた時代、まわりにはいろいろな境遇の子どもがいました。その子たちが、自分で人生を切り開く力をつけられるように、がんばれ、負けるなと励まし、時には、

「途中であきらめたら、許さんよ！」

と厳しく指導してきた私です。そうした日々が自らをも奮い立たせてくれたの

だと思っています。

生来のおせっかいで、目の前で困っている子どもを見ると放っておけず、四六時中その子のことばかり考えていた当時をふり返ると、母として、実の子どもには、

「もっとたくさん話を聞いてあげればよかった。いろいろなところに遊びに連れて行ってあげたかった」

と後悔することばかりです。

私は子どもを五人産みましたが、私が一連の病気を発症したのは、四人目の次女・由美がまだ赤ちゃんのときでした。

由美はとても利発で、豊かな感性を持った子でした。誰からも愛されていたあの子が病気で逝ってしまったのは、わずか一〇歳のときです。かわいい盛りでした。そのときばかりは、子どものころから心の支えにしてきた神様に、散々悪態

をついて泣き暮らしました。

「なぜ、私ではなく、あの子が……。なんでこんなきれいな子を連れて行くのか。あの世があるなら見せてごらん！」

と怒鳴ったこともあります。

そうしたら、由美の姿が私に覆いかぶさってきました。

——ママ、ダメ。そんなこと言ってはダメ。あの世はあるから。

私には、あの世で会いたい人がたくさんいるから、死ぬことは怖くありません。逆に、この世では限られた時間しかないから、「今できることは、今やる」の思いでいます。

そして「今の自分にありがとう」という感謝の気持ちを持って生きることにしています。どんな自分でも好きでいたいから、「あなたはいい子だね。いい子だね」と自分に声をかけてあげています。みなさんも自分を大切にして、自分をもっと好きになってください。

当時は治る見込みのない病を抱え、「自分はいつ死ぬかわからない、明日にも死ぬかもしれない」という状況だったので、「今できることを、今やらなきゃ」という思いも強かったのです。

「鳥は飛ばなければいけない」

「人間は生きなければならない」

人は今までお世話になった人々に恩返しをするために、どんなに苦しくとも生きなければならないのです。

人生は笑い福い

琉球薬草苑をつくる

ハーブとの出合いによって、私は植物の力を取り入れたいと思うようになりました。自分の体が本来持っているパワーを引き出し、体調を整える手だてとして、ハーブが有効だと思ったからです。

以来、私なりにその種類や効能について、猛勉強の日々を送っています。

当時は、ヨーロッパから輸入した乾燥ハーブがほとんどで、とても希少なものとされていましたが、勉強しているうちに、あることに気がつきました。それは、

「沖縄にも似た草がたくさんある」ということです。

沖縄は高温多湿なので、ウイキョウやウコン、クミスクチン、ヨモギ、月桃など、たくさんの薬草が家の敷地に自生しています。そんなことも後になってわかりました。

ハーブの勉強を始めてからは、目に入る景色がすっかり変わりました。なにしろ一見雑草にしか見えない自生草が、じつはレモングラスやカモミールだったりするのですから、沖縄はまさにハーブの宝庫だったのです。

教職を定年退職した後は、ヨーロッパを訪れて、たくさんのハーブ園を視察しました。市場やハーブ専門の小さなお店にも立ち寄って、どんな種類のハーブを扱っているのかをチェックして回ると、そこには意外な発見がありました。

売られているハーブの中には、「琉球ハーブ」というのがたくさん含まれていたのです。ヨーロッパの人たちが、沖縄ではどこにでも生えているような野草に価値を見出して売っていたので、新鮮な驚きでした。

ストレス社会に生きる私たちは、草花に触れることで、癒やしという〝気〟を受け取り、体の内側から元気が湧いてきます。それは、自然がくれるエネルギーそのものに力があることの証明です。

私は、ハーブをさまざまな形で暮らしの中に取り入れるようになり、病気に苦しんでいる友人にハーブを送ったりするようにもなりました。

まわりを見渡せば、どこにでも生えている草ですから、私は根っこに泥がたっぷりついたままの状態で扱うことが多く、友人に送るときも採れたての新鮮なものを、そのまま段ボールに詰めていきます。

私が熱心にハーブについて調べているのを見て、「一緒に研究しよう」と言ってくれる先生もいました。それでつくったのが、いずみ病院の敷地内で二〇年かけて整備した「琉球薬草苑」です。

私が琉球薬草苑をつくるにあたって参考にしたのは、ドイツのハーブ園です。ハーブをタンクに植えたり、ハーブ畑を花壇のように煉瓦で彩ったり、とてもすてきなのです。見て楽しく、香りは心にやさしい。煮出して飲んだり料理に混ぜて使えば、体にいい。こうして、いいこと尽くしのハーブは、私の暮らしに欠かせない存在になりました。

心の病院・施設をつくりたい

弟に声をかけてから七年目、私は教職を定年退職し、弟の病院を手伝うようになりました。弟は患者さんの心と体をリハビリする〝心の病院〟づくりをめざしていました。私は同じ志で、高齢者が安心して暮らせる〝心の施設〟をつくりたいと思っていました。

今では、弟とスタッフの尽力で、デイケアやグループホーム、訪問看護ステーションなどを構え、そこで認知症を患った高齢者が暮らし、遊びに来られる環境も整えられています。

三万坪の敷地には、亜熱帯植物園やハーブ園を設けて「園芸療法」を取り入れ、各々の病棟にはグランドピアノを置いて「音楽療法」も組み入れるなど、さまざまな創作活動、芸術活動を通して、患者さんや利用者の皆さんが治療や療養にあたっています。

私は苑長として、教師時代に学んだモンテッソーリの思想を取り入れて、絵を描く、書を書く、歌うなど、その人にあった方法で元気になれるように応援しています。私どもの施設ではこうした療法を活用して薬を減らせるようにしています。

老人保健施設「いずみ苑」では、「園芸療法」のほかにピアノや三線《さんしん》を弾きながら琉球舞踊を踊る「音楽療法」や、絵を描き書をたしなむことで心を穏やかに

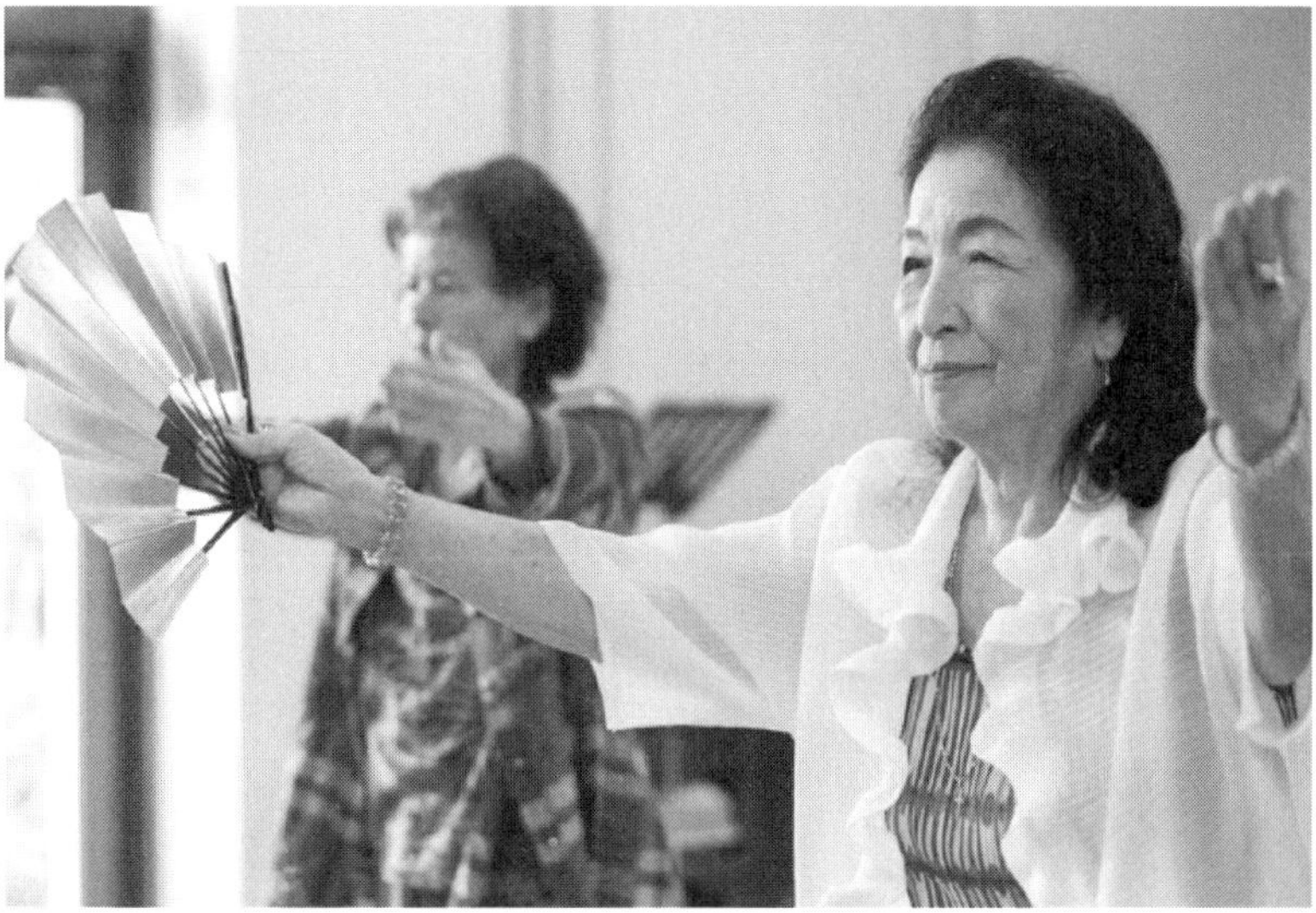

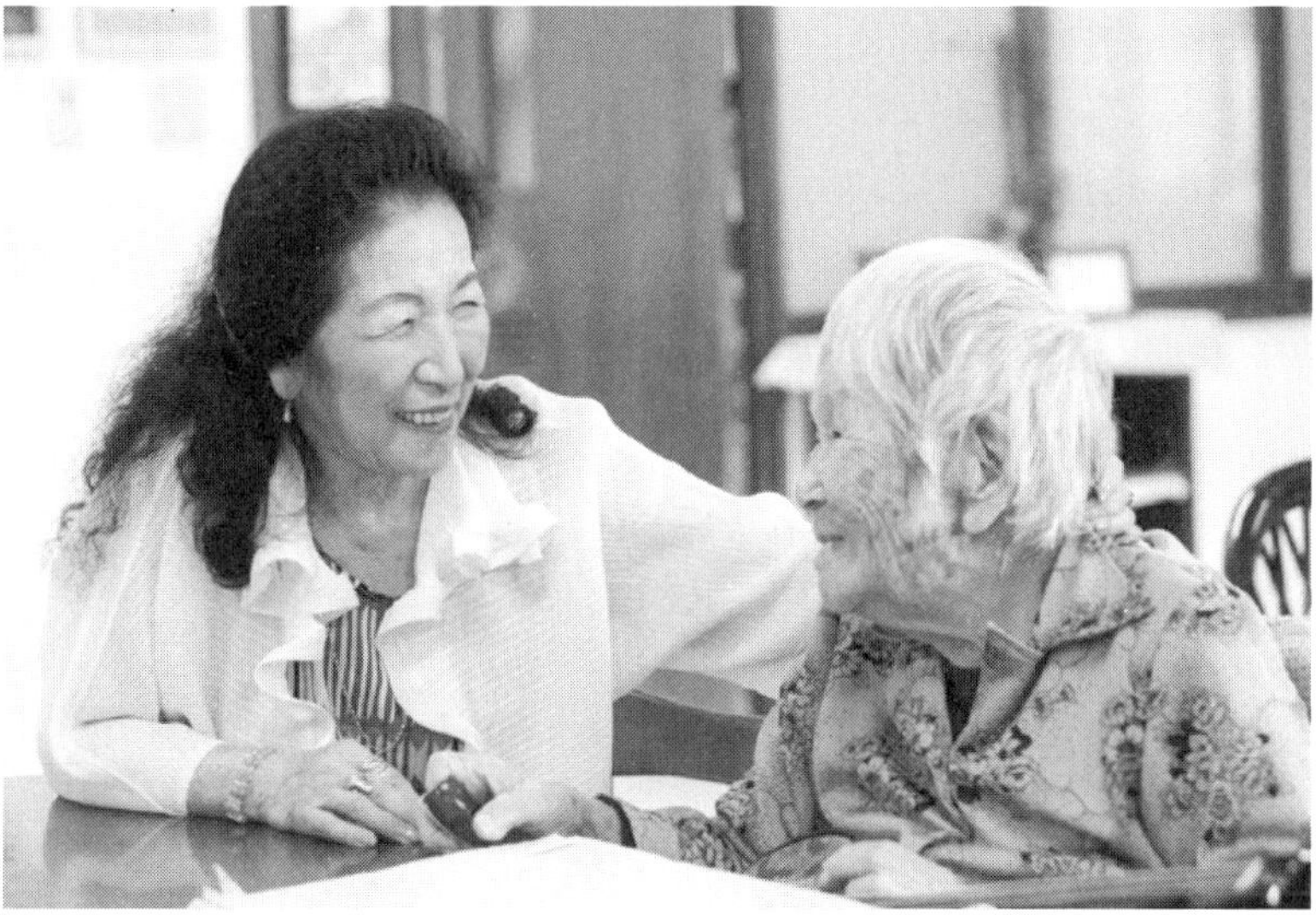

琉球舞踊が趣味で、苑内で音楽がかかると気軽に踊るのも健康の秘訣（上）。
週に２回は苑内を回り、多くの利用者と触れ合っている（下）。

する「芸術療法」を取り入れています。好きなことを楽しみながら、五感を刺激して心と体に働きかける健康法です。

これは利用者にとても好評です。好きなことをしていると、誰もが笑顔になれますし、笑顔には病気を跳ねのけてくれる不思議な力があるように思います。私もハーブと出合ってからは、心にスッと光が差し込んで、よく笑うようになりました。

結局、やっていることは教師時代と同じで、「人に触れ、その人に合った言葉、その人に合う方法で接し、元気で楽しく生きるほうへ背中を押してあげる」――これが私の生涯の仕事なのだと思っています。

利用者の皆さんの中には、六〇歳を過ぎてからこの施設に入り、絵に目覚めた人もいます。その人の絵は２０１３年「ＡＳＩＡ　ＰＡＬＡＡＲＴ　ＴＯＫＹＯ」に入選しました。子どもでも大人でも、環境が整えば自然と花開き、実を結ぶのです。

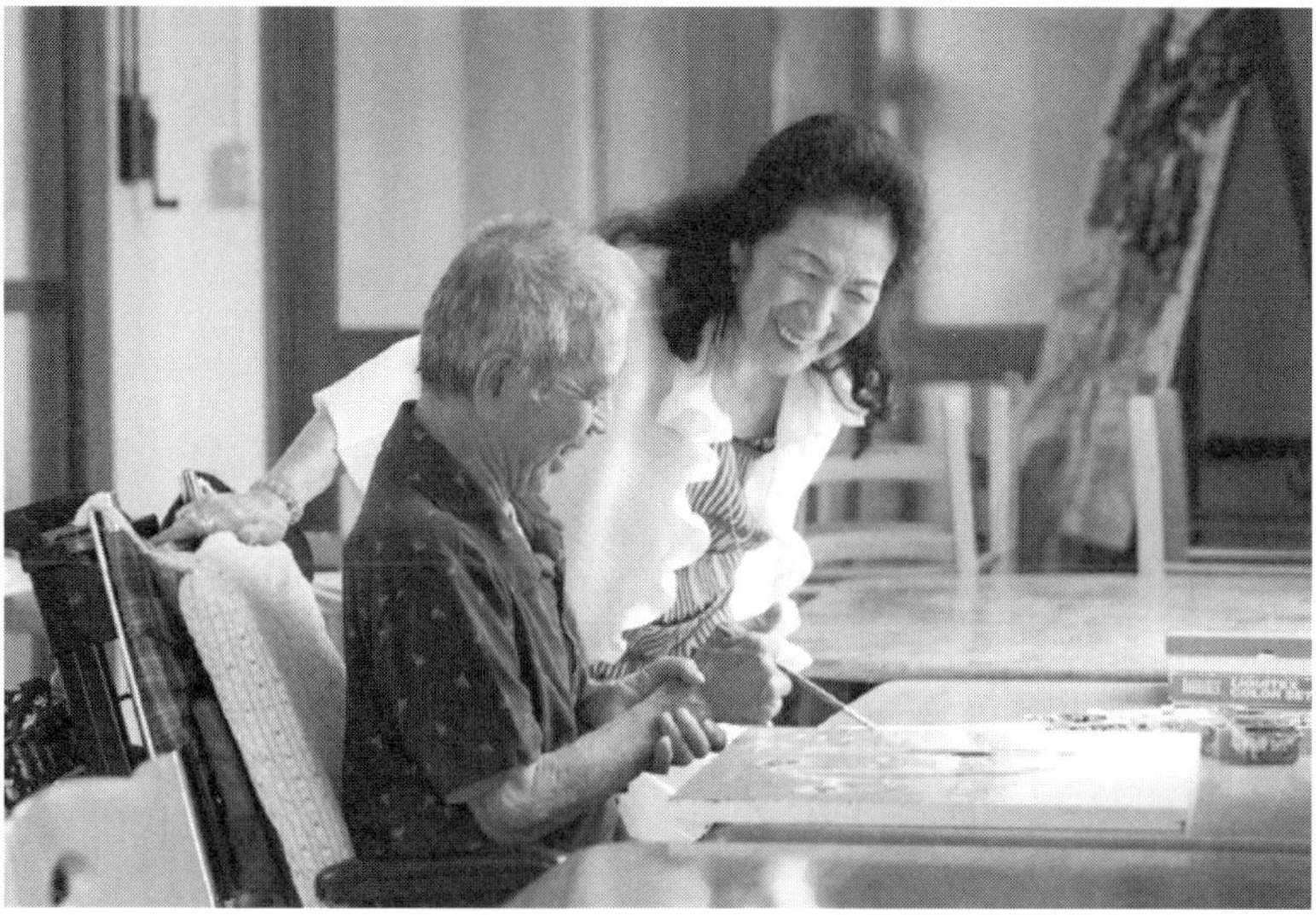

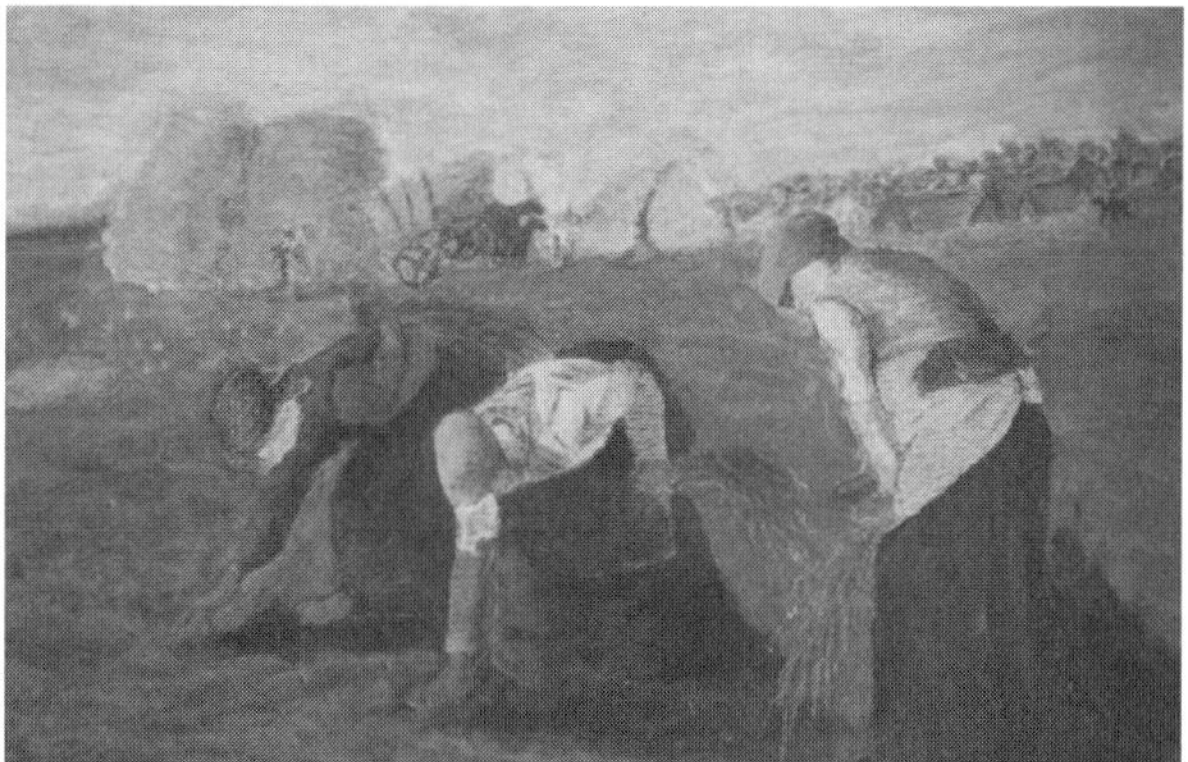

「いずみ苑」では、好きなことを楽しみながら、五感を刺激して心と体に働きかける「芸術療法」をとりいれている。「絵画療法」もその一つで、利用者の描いたミレーの「落穂拾い」の模写は展覧会でも入賞。

楽しいことを見つける

沖縄には「笑い福い」という言葉があります。「笑う門には福来たる」と同じ意味ですが、いつも笑っていることが大切だ、ということです。

明日の洋服をちゃんと畳んで寝るのが、私の習慣です。これとこれを着ようとコーディネートし、ハンガーにかけてみて、おかしいかな、似合うかなと考えていろいろ組み合わせてみる。そうしているうちに明日が楽しみになってくる。おしゃれの準備時間って、すごく楽しいですね。

つらい状況のときには、なかなか明日に楽しみを持てないと思います。でも、楽しみは身近なことから生まれるので、服も決して高いものでなくていい。自分の好きなものを着るといいと思います。

気持ちが塞いでいる人は、自分は何が好きかもわからないことが多いのでもったいないですね。自分の好きなものを知っているということは大事です。うれしいとか楽しい気持ちでいると、自然と笑顔になります。

沖縄には「火の神」がいます。朝は火の神様とお仏壇にお参りするというのが私の日課です。火の神様には、こういうことがありましたとお伝えしたり、今日は何時からこういう方に会います、こういうことをしますとご報告し、どうか有意義に過ごせますようにと、毎日お祈りするのです。

衣・食・住・業《わざ》（仕事のこと）・健康に感謝します。

いい着物を着せてくださってありがとう。
食べさせてもらってありがとう。

住むところをありがとう。
仕事を与えてくださってありがとう。
健康をくださってありがとう。

この五つに、とても感謝しています。

熱中すればストレスは遠ざかる

病に伏していたころ、私はお世話される側の人間でした。家族や教え子たち、友人、教員仲間に支えられ、教職の道をまっとうすることができました。いつか恩返ししたいと思っています。

定年後は健康な体を取り戻し、少しずつ自分にできることをしていくうちに、新しい仕事が与えられ、人に必要とされることが増えていきました。

そのころから、全国で病と闘っている人や悩みを抱えている人の話を聞いてあげる電話相談の仕事をするようになりました。朝の数時間ですが、かかる電話の数は今も増え続けています。

私には、心を寄せて話を聞いてあげることしかできないけれど、悩める誰かが私に気持ちを話すことで、ほんの少しでも心が軽くなってくれたら、という思いで続けています。

また二〇〇五年に、知的障がい者のための「スペシャルオリンピックス日本」の沖縄支部を立ち上げ、会長に就任してからは、国内外のボランティア活動に積極的に参加しています。先の東日本大震災のときには、居ても立ってもいられず、被災地での支援活動にも加わりました。

こうして本心から打ち込めるものを持つと、日々は忙しいけれど、毎日がとても充実して、マイナスのことで思い悩むヒマなどなくなります。お医者さんには怒られてしまうけれど、寝る間を惜しんででもやりたいことが次から次にあふれ出てきて、ストレスが溜まる余裕がなくなる、という感じがします。

無理なことはしないけれど、時間には限りがあります。思い悩む時間をなるべく減らして、やりたいこと、有意義なことに時間を使っていきたいものです。

悩み相談の最後に、私は言います。

「四苦八苦から逃れることはできません。
人は生まれ、老いて死んでいくもの。
心安らかにその日を迎えられるように、祈りましょう。
神のもとに召されるその日まで」

私自身も残り少ない人生、精一杯生きたいと思っています。

笑顔で毎日を過ごす

身だしなみから始める

病気をしていたときの私の髪の毛はごわつき、肌はカサカサ。爪は腐りかけて黒ずみ、鏡を見るのが怖く悲しかった記憶があります。

その一日を生きることに精一杯でしたから、おしゃれを楽しむ余裕さえもありませんでした。それでも仕事に出かけるときは、身支度を調えるだけでも、うれしくてたまりませんでした。そのころの反動もあったからか、私は八〇歳を過ぎた今も、おしゃれが大好きです。

おしゃれをすることで気持ちは大きく変わり、目に入る景色も違ってくるから不思議です。病だらけの生活をしていたころでも、だからこそ身だしなみや着るものには気をつかっていました。

つらいときでも、お気に入りの服やすてきな洋服をまとうだけで、背筋がスーッと伸びて、気分が上がるのです。お化粧も同じで、朝、唇に紅をさすと、「今日も一日がんばろう」という前向きな気持ちになります。外見は、心に影響を与えるものなのです。

「流儀」というほどではありませんが、私は身ぎれいにすることにはこだわっています。

「とにかく、身だしなみはきちんとしなさい」

これは明治生まれの母の教えです。父からは、

「どんなに貧しくても、美しくありなさい」

と口癖のように言われていました。いつも身ぎれいにしていなければという気持ちが、私の中に刻まれていたようです。

年をとると、自分への気づかいがおざなりになってしまいます。老いるというだけで、しわは増え、顔もくすんで寂しげに見えてしまうものです。ときどきは鏡に映る自分の姿をチェックしています。

がんばって思い出す

忘れ物を取りに行ったけど、何を取りに戻ったか思い出せないということが、最近増えました。悲しいけれど、年には勝てません。でも、できるだけ思い出すように、ねばり強く努力するようにしています。

忘れたまま「まぁ、いいや」といって投げ出したら、脳がどんどんダメになってしまいます。だから、絶対あきらめない。脳に汗をかくくらい頭を使っていれば、きっと若々しくいられるはずです。

私なりに脳を錆びつかせないようにしていることは、まだあります。

まず、時間を気にすること。無計画にだらだら過ごしていると、脳の老化が早まります。メリハリを利かせてこそ、充実した日々を楽しめるというもの。とくに朝は頭の回転がいいので、勉強したり、考え事をするのに最良の時間帯ですから、私は朝のうちに集中して頭に詰め込むクセをつけています。

また、ハーブやお花を愛でることも、脳の刺激になります。生長を楽しみながら育てていると、四季折々の変化を五感で感じとれますし、水をあげたり、土づくりにこだわったりと、計画性や工夫が必要になります。だから、脳の活性化にいいのです。種をまいた後、芽が出てくるのを待つのも楽しみです。

さらに、新しい刺激を求め続けることです。物忘れは、変化や刺激のない生活が、感情を老化させてしまうからともいわれています。年を重ねていくと、初体験の機会は少なくなるけれど、私は八〇歳を過ぎた今でも、新しいことに挑戦したり、初めてお会いする人との会話を楽しんだり、とにかく新しい世界を知る、新しい人に出会うという、一歩踏み出すことを心がけています。

生きている限り輝き続けたい。それは誰にも共通する思いです。多くの病気と付き合ってきたからこそ、今、しみじみ実感しているのは、自分が輝いていなければ、家族も友人たちも輝けなくなるということです。

心身が健康で、笑って幸せそうにしている人のまわりには、光が出て、輝き、人が集まってくるものです。

年とともに、「出会い」のすばらしさに感動する毎日です。

誰もが誰かに必要な存在

生きる意味も幸せもある

私が今、こうして生きていることは奇跡そのものです。幼い日に戦争を体験して生き残ったこと。リウマチ、がん、心臓疾患、肝臓疾患、そして失明……三〇年も続いた闘病生活からようやく解放され、健康な生活を送れるようになったこと。一つひとつ奇跡を積み重ねて、今の私があります。

その間、両親、兄弟、夫、子どもたち、同僚、そしてたくさんの教え子の存在が力となり、大きな励みになりました。

とはいえ、病んでいたころはまわりの人たちに看病され続けた日々でした。それが心苦しくて、「生きていてごめんね。元気だったら誰にも迷惑をかけないのに……」と自分を責めた時期もありました。

病気と闘っていると、そんな思いをいだいてしまうものです。でも悪いのは病気であって、自分ではありません。不安がたくさんあるでしょうが、くよくよ悩むくらいなら、まずは病気を治すこと。そして健康になったときにどんな生き方をするかを考えるほうが、時間を有効活用できます。

「病院は調べるところ、医師は調べる人」ですから、病気を克服するのはやはり自分です。治ったときの自分を想像して、そのとき何をしたいのかを具体的に考えることは、最良の治療です。

「命は神様からの預かりもの」といいますが、本当にそうだなとしみじみ感じています。日々の暮らしの中には、たくさんの自由が与えられているのに、命だけはどうにもならない……。生まれるときに、「この時代に、この親から」と自分で選ぶことができないように、死ぬときもまた、その時期を自分では決められないものです。

こんな私でも、病と付き合っていたころは、何度も何度も「死にたい。生きている意味なんて、もうない」という思いに駆られました。でも、自ら死ぬこともできない。

そのとき命は、自分の所有物のようでありながら、思い通りにはならないし、苦しんでいても簡単に失うわけにはいかないものだと気づかされました。

この命が神様からの預かり物で、いつかはお返ししなければならないものならば、やはり大切にしなければなりません。そして生かされたからには、人の役に立ちたい。死ぬまで恩返しをしたいと、今、切に思っています。

看病され続けた私が元気になってからは、「大切な人たちのために、そして社会のためにできることは何だろう……」と、気がつけばそればかり考えるようになりました。

健康で順風満帆に物事が進んでいるときには、そういう意識を持つことはないかもしれないけれど、今日ここに生かされていることに感謝して、誠実に人生と向き合う。そして与えられた命を絶対にまっとうすることで、きっと自分の生きる意味と幸せを感じとることができるはず。私はそう信じて日々を過ごしています。

障がい者支援を生きがいに

五七歳でやっと健康な体を手に入れてから、八三歳の今日まで、私の人生は豊かで幸せなものになりました。それは「今まで自分を支えてくれた人たちに、そして社会に恩返しをしたい」という思いを貫いて、自分にできることはなんでもやってきたからこそだと思います。

教師を定年退職した後は、理事長の弟と、病院や老人保健介護施設の理事として働いています。幼くして亡くなった娘の由美が、自分から進んで障がいのある人たちのお世話をしていた姿が胸に焼き付いていたので、それを遺志として受け止め、引き継ぎました。クリーニング事業所の運営や有機ハーブの生産（琉球薬草苑）などで、障がい者雇用にも取り組んできました。

教師時代から早朝に続けている電話人生相談には、ＤＶの被害者やホスピスに入院中の患者、そして海外からも相談が入ることがあります。みんな置かれている環境や立場は違いますが、悩んだり迷ったりする気持ちは同じです。

困って私に救いを求めてくれた人に、日々、真摯に向き合っています。明確な答えを返してあげられないかもしれないけど、受話器を置いたときに少しでも気持ちが晴れていいてほしいという一心で続けてきました。

さらに今、情熱を傾けているのがスペシャルオリンピックスです。これは、全世界で約一億七〇〇〇万人（全人口の約二パーセント）といわれる知的障がい者に、スポーツトレーニングとその成果発表の場である競技会を提供している国際的なスポーツ組織です。年間を通して、いつもどこかで活動しているということから、複数形になっています。

故ユニス・ケネディ・シュライバーが、知的障がい者がスポーツを通じて能力や尊厳を示し、市民として社会に参加し、幸福な生活が送れることを願って、一九六八年にアメリカで始めました。

日本では一九八〇年に活動が始まり、一九九四年に「スペシャルオリンピックス日本」が設立されました。現在は、マラソンのオリンピックメダリスト有森裕子さんが理事長を務めています。沖縄支部を立ち上げたのは二〇〇八年で、私は会長として、国内はもちろん海外遠征にも同行し活動に携わっています。

アスリートたちが自分の限界に挑む姿は美しく、私は彼らのきれいな心と真剣なまなざしが大好きです。

スペシャルオリンピックス参加国は世界一七〇カ国以上で、四〇〇万人のアスリートと一〇〇万人のボランティアが参加し、国際的なムーブメントになっています。支え合いながら、スポーツを通じて知的障がい者の自立と社会参加を応援できる。こんなにうれしいことはありません。

この活動は、数多いボランティア活動の中のほんの一例ですが、私の新たな生きがい、生きる活力になりました。病気と人に助けられることのほうが多かった人生で、五七歳で健康な体を手に入れてからは、人に尽くし、微力でも精一杯社会に貢献しようと心に決めました。

思いは必ず伝わる

私は東日本大震災の被災地に、今でもたびたび足を運んでいます。当初は老人の私が行っても、お役に立てることはないのでは……と思ったりもしましたが、さまざまな出会いの中で、傷ついた人々の心に寄り添うことができました。

ある日突然、家族を失った悲しみ、先の見えない暮らしへの不安……困難をひとつ乗り越えたら、また次の困難が待っているような日々の中で、被災地の人々は懸命に生きています。

海岸から街の中まで埋め尽くしていた瓦礫はきれいに撤去され、今では当時の悲惨な面影を見ることは少なくなりました。でも、以前の生活を取り戻せたわけではありません。まだまだ時間がかかることでしょう。

そこで暮らす人々のけなげで力強い姿に触れるたびに、私のほうが元気をもらって帰ってくることも少なくありません。

沖縄の方言に「ちむぐくる」という言葉があります。私のボランティア活動の真髄はここにあります。これは漢字で表すと「肝心」となります。一般的に使われる「肝心」とは意味が違います。「人の心に宿る深い思い」つまり「まごころ」を指します。

「ちむぐくる」さえあれば、人はわかり合えるし、つながることができる。つながれば、みんな笑顔になれる。そう信じています。

私は世界から戦争をなくしたいと、心底思っています。必要なのは、相手を思う「ちむぐくる」。まごころという種をまいて、世界に笑顔の花を咲かせたい。だから、目の前にある「今、誰かのため、社会のためにできること」をいつも探しているのです。

それが「貧しくとも、美しく散りなさい」という人生訓を残してくれた両親、支え続けてくれた家族に、そして今も慕ってくれている教え子たちに届ける、私なりの恩返しなのです。

自分を大切に、まわりに感謝を

健康であるときはそれが当たり前で、そのありがたさに気づくことはなかなかありませんが、患ったときに痛切に実感します。でも、病気をしてからではなく、健康なときにこそ体に気をつかうのが、いちばんです。

私が薬と決別した後の病院とのお付き合いは、人間ドックを受けるときくらいです。年に一度、必ず受けています。日本人の死亡原因の六割が生活習慣病らしいですから、その予防のためにも、自分の体の状態を定期的に知る健康診断は二カ月に一度は受けています。

今年、二〇一五年には四人に一人が六五歳以上という超高齢社会が訪れようとしています。それと比例して健康への関心も増大し、その情報があふれています。その量が多すぎて、本当は何が必要で、何が不必要かの判断に迷うことがあります。

そこで自分の体こそが〝研究所〟だと考えるようにして、楽しく、おいしい、幸せな、気持ちいい……といったプラスの感情が内側から湧き出てきたら、次に「三二」の法則を続けてみます。そうすれば、きっと自分に合った健康法が見つかります。

とにかく体を大切にすれば、笑顔の花が咲き、喜びの実を結び、心豊かな暮らしを送ることができると思います。

おわりに

太平洋戦争の最中、沖縄「ひめゆり」学徒隊の下級生だった私の幼い記憶には、目の前で傷ついた兵士が、そしてやさしかった上級生のお姉さんたちが亡くなっていった惨状が、深く刻まれています。一〇代の少女の傷は一生忘れることはできません。

終戦後に生かされた者として、たくましく生き抜くという使命を持たされたようにも感じながら、今日までの日々を過ごしてきました。

八三年の人生をふり返ったとき、心からありがたいと思うのは、体が壊れてどん底のような日々を送りましたが、それを乗り越え、ごく普通の日常と、それをかなえてくれる健康な体を得られたことです。

健康であることの幸せ。それがどんなに大切であるかを、病と闘い続けてきた私は、強く実感しています。

この私の経験を語ることは、体を悪くしている多くの皆さんのお役に立つと信じています。あのときの私ですら、こんなに元気になったのですから、皆さんが健康になれないはずがありません。

病気との向き合い方、改善の方法などについて、自分で開いてきた道を語ることは、私の使命のひとつだと思っています。本書を通じて、皆さんの明日の健康、幸福がかなうことを願っています。

最後に、私がこうして健康を取り戻せたのは、多くの方の力添えがあったからこそです。私を導いてくれた両親をはじめ、本書に登場した方、あるいはそうでない方の中にもお世話になった方は多数いらっしゃいます。ここに、お礼を申し述べたいと思います。

安田未知子

琉球薬草苑で扱っているハーブティー・薬草茶の効能

レモングラス	疲労感や不安感、ストレスを解消する。消化を助け、胃腸の炎症を鎮める。自律神経失調症、ニキビ・水虫などの肌トラブルの改善を促す。
レモンバーム	不安や心配、神経の緊監ストレスなどを和らげる。抗抑うつ作用。消化促進。
ウコン（春）	二日酔い予防、肝炎、胆道炎胆石症、カタル性黄疸健胃、吐血、止血、通経、閉経痛、腹痛
ウコン（秋）	肩こり、耳鳴り、心臓病、老化防止、高血圧、低血圧、便秘、腹痛、生理痛、糖尿病
カモミール	安眠、リラックス、疲労回復に作用する。歯肉炎や口臭予防に役立つ。抗酸化作用でがん予防、老化防止、アレルギー症状の緩和
ブラックミント	リフレッシュとリラックス効果、胃酸過多、飲酒、消化促進、強壮、発汗、鎮痛作用
スペアミント	消化促進、リフレッシュ、眠気覚まし、整腸作用
クールミント	リフレッシュとリラックス効果
ルービローゼル	ビタミンCが豊富、疲労回復、利尿作用
ローゼル	代謝促進、強壮作用、利尿作用、肉体・眼精疲労、便秘、貧血、消化促進
グァバ	ストレス、糖尿病、動脈硬化、口臭、高血圧、脳梗塞
クミスクヂン	腎臓炎、糖尿病、高血圧、関節痛、利尿作用。美肌効果

※琉球薬草苑ではほかにも、クミスクチン・ウコン・ステビア・クールミント・グァバ・月桃をブレンドしたハーブティーなども提案しています。

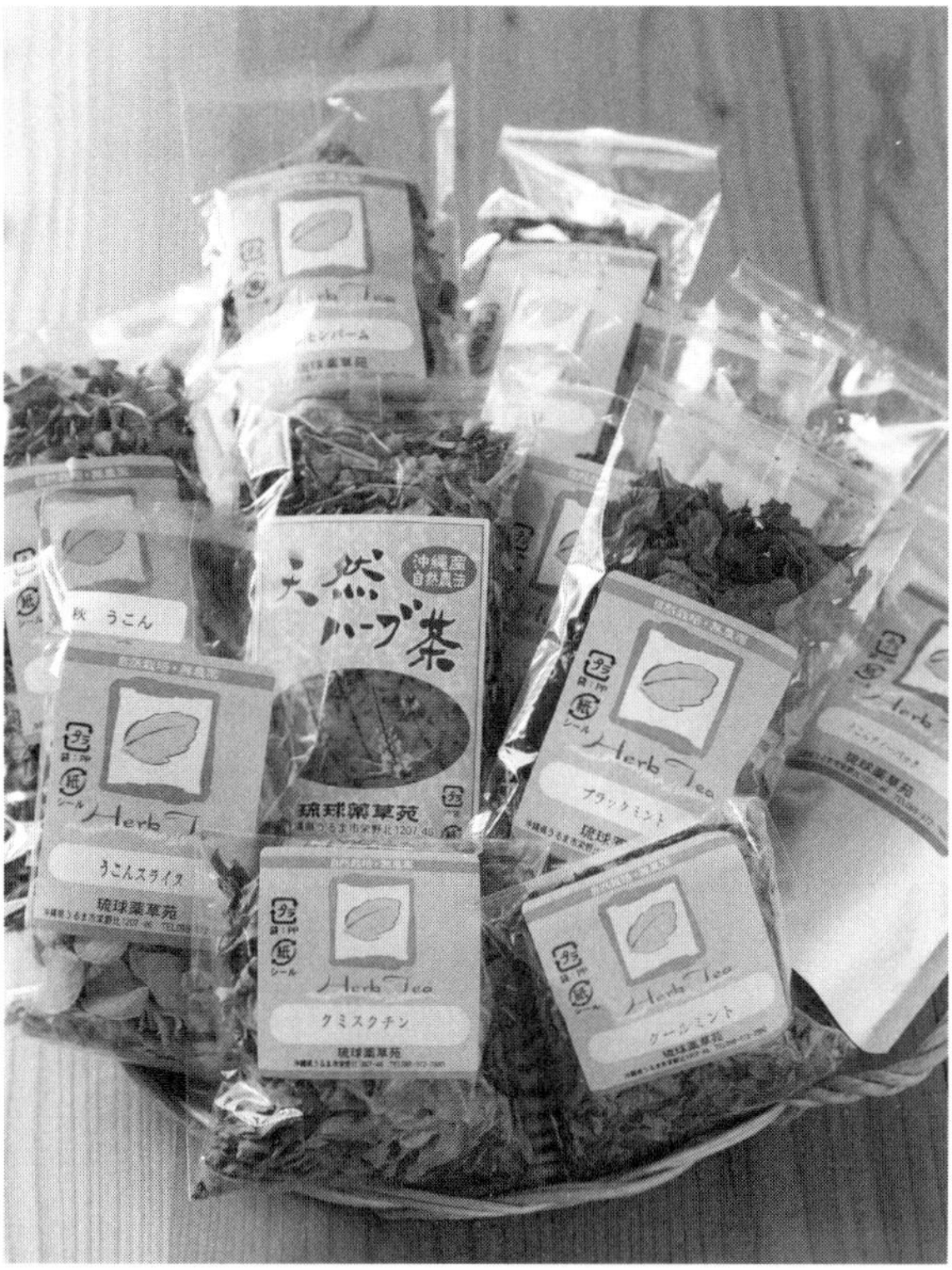

ほとんどが1袋100円という低価格で販売されている琉球薬草苑のハーブ。障がい者のためのボランティア活動に力を入れている著者が､｢障がいのある人たちの就労場所をつくりたい｣との思いで運営している。

◎琉球薬草苑「いづみの森虹工房」
〒904-2205　沖縄県うるま市栄野比1207-46
電話 098-972-7880

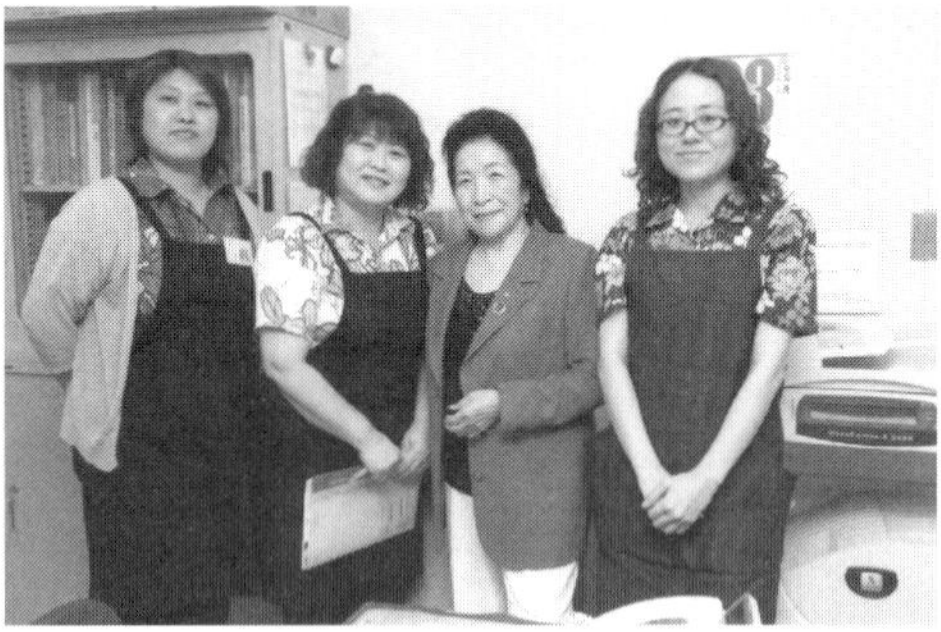

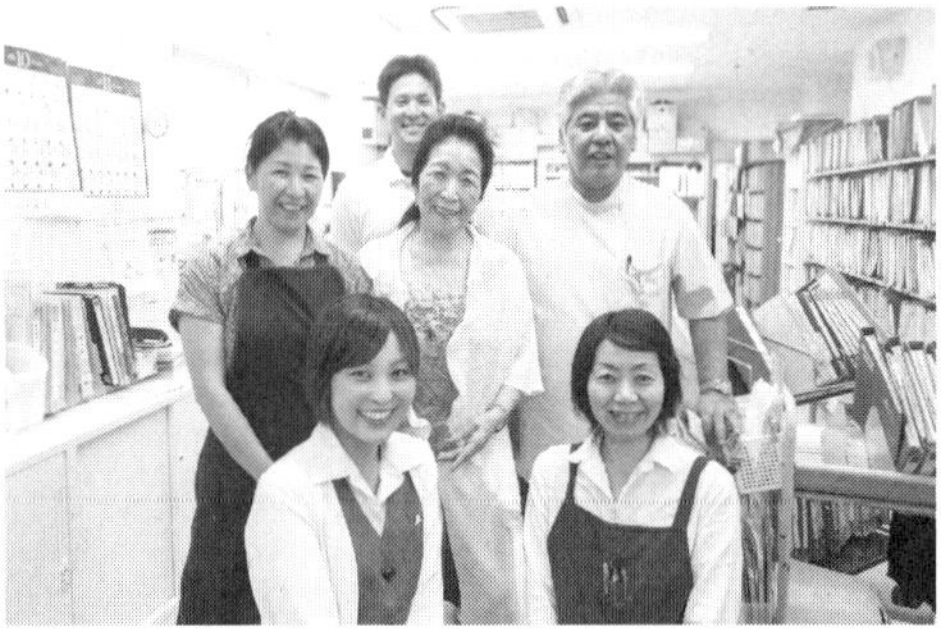

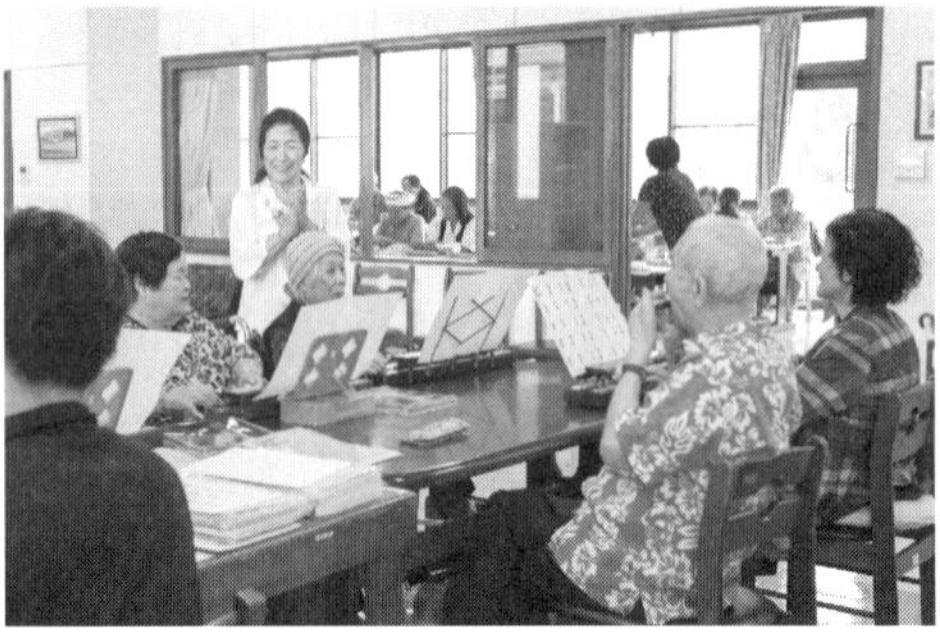

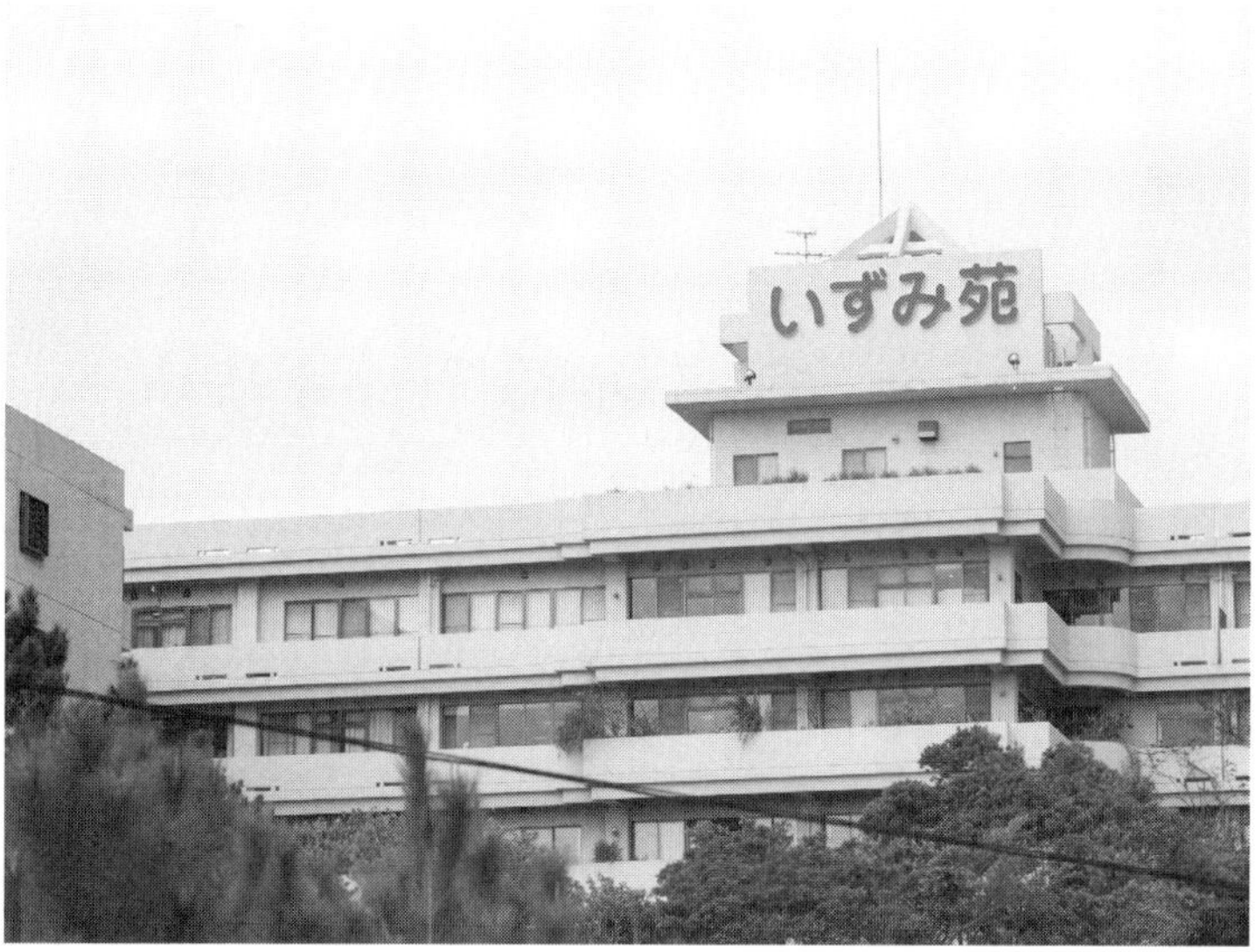

沖縄県うるま市にある「いずみ苑」は、温かい家庭的な雰囲気を大切にした施設。
三万坪の敷地内には亜熱帯植物園やハーブ園があり、植物と触れ合う「園芸療法」が受けられる。また病棟にはいたるところにピアノが置いてあるので歌を歌ったり、三線をひきながら琉球舞踊を踊るなど、音楽を親しむ「音楽療法」も盛んにおこなわれている。絵を描くことで心穏やかにする「芸術療法」などの参加者も多く、創作活動、芸術活動を通して患者や利用者の治療や療養にあたっている。

◎介護老人保健施設「いずみ苑」
〒 904-2205　沖縄県うるま市栄野比 1207-46
電話 098-972-7123

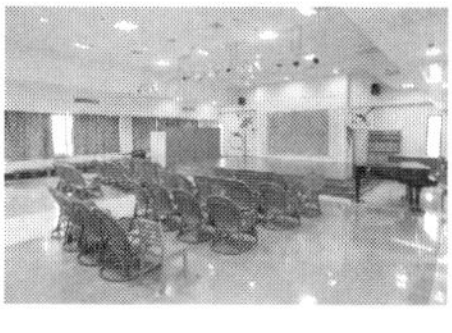

安田未知子（やすだみちこ）

介護老人保健施設いずみ苑　苑長
東京都港区生まれ。両親とともに8歳で沖縄に渡る。沖縄県立第一高等女学校の校長と牛島満中将の伝令役として戦争に参加。戦後、沖縄初の女性英語教官となる。

自身の子を5人育てながらも、貧しく教育やしつけが行き届かない生徒を家に住まわせ、巣立たせる。

そんな姿に周囲からは「自分も大変なのに、子どもを預かって…先生はバカと言われていますよ」と忠告されるが、「支えが必要なら支えぬく」と、43人の生徒に住まいと勉強の場を与えて育て上げた。

その間、30代～50代は数々の病気に苦しむ。リウマチ、がんに加え、8カ月間は原因不明の失明状態に陥り、さらに8カ月間意識不明の状態も経験した。意識を取り戻したあと、病床で沖縄の薬草を研究し、食養生活を開始。自らの力で病気を克服し、今でも髪の毛真っ黒の健康体。

退職後は、弟（医師）といずみ病院を運営。〝お世話される〟年齢でもおかしくないのに、介護老人保健施設いずみ苑の苑長としてお世話する側に。その姿は〝沖縄のマザーテレサ〟と呼ばれている。平成17年、知的障がいのある人たちのための「スペシャルオリンピックス」の沖縄支部を立ち上げ会長に就任。全国の経営者の相談を受け、講演、セミナー活動も行っている。睡眠3時間。毎朝全国からの電話悩み相談も受ける。

著書に『引きうける生き方』（小社刊）がある。

沖縄ハーブ健康法

2015年3月20日第1版第1刷発行

著　者　　安田未知子
発行者　　玉越直人
発行所　　WAVE出版
〒102-0074　東京都千代田区九段南4-7-15
TEL 03-3261-3713　FAX 03-3261-3823
振替 00100-7-366376
E-mail:info@wave-publishers.co.jp
http://www.wave-publishers.co.jp

印刷・製本　ワイズ

ISBN978-4-87290-730-8
NDC498 176p 19cm